Dr. med. Bodo Köhler

Das praktische Arbeitsbuch der Biophysikalischen Informations-Therapie (BIT)

Das praktische Arbeitsbuch der Biophysikalischen Informations-Therapie (BIT)

Ein Handbuch für die Arzt- und Naturheilpraxis

EDITION
CO'MED

Umschlag: Daniel Maiworm
Satz & Gestaltung: Roland Schale
Druck: Druckhaus Darmstadt
Printed in Germany
ISBN 3-9805739-1-5

Inhalt

Vorwort

Dieses Handbuch soll als notwendige Ergänzung gesehen werden zu dem theoretischen Hintergrund, der in umfassender Weise in dem Buch des Autors „Biophysikalische Informations-Therapie (BIT), Einführung in die Quantenmedizin", G. Fischer-Verlag 1997 nachzulesen ist, auf das immer wieder verwiesen wird. Es bleibt deshalb dem Anwender nicht erspart, sich mit den wissenschaftlichen Grundlagen der Methode, über die hier dargelegten Ausführungen hinaus, gründlich vertraut zu machen. Nichts wäre schlimmer, wenn nach Rezepten „gekocht" würde, ohne zu verstehen, was und warum etwas passiert (oder im anderen Falle eben nichts passiert).

Am Anfang finden Sie nochmals eine zusammenfassende Darstellung der Biophysikalischen Informations-Therapie und von drei der wichtigsten Therapie-Verfahren.

Dann wird der Umgang mit der Methode selbst ausführlich beschrieben, d.h. Diagnosefindung und Erstellen eines Therapiekonzeptes.

In der Folge sind dann die einzelnen Therapieverfahren einzeln erklärt in Wort und Bild (im Anhang, soweit möglich). Dabei wird auf Fehlermöglichkeiten verwiesen, Querverweise zu Begleittherapien gegeben und auf die Abrechnung eingegangen. Bewährte Indikationen werden gesondert hervorgehoben und ebenso die Kontraindikationen.

Manches wiederholt sich bei den Ausführungen, aber immer wieder unter einem anderen Blickwinkel, was zum besseren Verständnis beitragen soll.

Da die BIT eine Methode ist, die umfassend und ganzheitlich wirkt, sollte verstanden werden, daß niemals die Empfehlung gegeben werden kann, daß dieses oder jenes Verfahren bei einer bestimmten Erkrankung besonders gut hilft.

Wir behandeln keine Krankheiten, sondern kranke Menschen, also Einzelindividuen, weshalb nie vorhergesehen werden kann, wie der jeweilige Therapieschritt wirken wird. Es lohnt sich deshalb immer, ganz gleich bei welcher Erkrankung, einen Therapieversuch zu starten. Dann kann man immer noch überlegen, ob die Methode erfolgreich allein eingesetzt, oder mit anderen synergistischen Therapien kombiniert werden soll.

Grundsätzlich gilt aber, daß weniger oft mehr ist. Wir wollen ja schließlich nach der Arndt-Schulz'schen Regel mit schwachen

Reizen die Lebenskraft anfachen und keine Symptome unterdrücken. Das wäre nämlich auch mit der BIT möglich! Vorsicht deshalb vor zu vielen Therapieschritten in einer Sitzung, Zurückhaltung bitte auch mit hohen Verstärkungen. 1:1 ist grundsätzlich optimal.

Bei manchen Gerätetypen kann geringfügig höher verstärkt (oder auch abgeschwächt) werden.

Dieses Handbuch geht nicht auf die unterschiedlichen Fabrikate ein. Es werden Anwendungsmethoden beschrieben, die sich auf jedes Gerät umsetzen lassen. Für denjenigen, der mit der Technik vertraut ist (das sollte Voraussetzung sein) stellt dies also kein Problem dar.

Eines kann dieses Buch jedoch nicht ersetzen: Das ist der Erfahrungsaustausch mit den Kollegen und den Besuch von Seminaren. Erfahrung hat auch sehr viel mit Reifung und Reife zu tun. Erst die ständige Beschäftigung mit dem Thema BIT und die Beleuchtung der Krankheitsprobleme aus dem Blickwinkel der energetischen Medizin bringt den echten Fortschritt. Durch dieses Buch sollte deshalb eine zusätzliche Anregung gegeben werden, sich auch mit den verschiedenen Bereichen der BIT auseinanderzusetzen, um das eigene Spektrum zu erweitern. Es ist kein Ersatz für die notwendige ständige Fortbildung.

Sie finden auch eine Zusammenstellung der gebräuchlichsten Abkürzungen, die heute in der BIT üblich sind.

Von dem am Schluß eingefügten Dokumentationsbogen sollte reger Gebrauch gemacht werden. Er ist einmal für die Patientenkartei bestimmt, zum anderen aber auch als wichtiger Nachweis der Therapieerfolge, die bei der Int.Ärzte-Gesellschaft für BIT gesammelt werden. Es wäre wünschenswert, wenn möglichst oft solche ausgefüllten Bögen eingeschickt würden.

Da es sich bei diesem Buch um eine Erstausgabe handelt, sind sicherlich Verbesserungen möglich. Dazu braucht es aber Anregungen aus der Leserschaft. Ich würde mich deshalb auch über Ihre anregende Kritik sehr freuen.

Viel Erfolg und Freude bei der praktischen Umsetzung der BIT!

Der Autor | Freiburg im Juni 1997

1. Biophysikalische Informations-Therapie (B-I-T)

Synonyme: Bioresonanz-Therapie (BRT), MORA-Therapie, Biokybernetische Therapie, System-Informations-Therapie (SIT), Schwingungstherapie

1.1. Was ist Biophysikalische Informations-Therapie ?

1977 hat der deutsche Arzt Dr. Franz Morell (✝1990) erstmals diese Methode unter der Bezeichnung MORA-Therapie in Deutschland vorgestellt. Er hat sie in Zusammenarbeit mit dem Biophysiker Dr. Ludger Meersmann und dem Ingenieur Erich Rasche ins Leben gerufen. Sie beruht auf den Forschungen des amerikanischen Arztes Abrams in den dreißiger Jahren. Morell selbst kam aus der Elektroakupunktur und war ein Schüler von Voll. Später wurde der Name in Bioresonanz-Therapie umgewandelt. 1995 wurde die Bezeichnung „Biophysikalische Informations-Therapie" eingeführt. Dieser Begriff würdigt die tatsächlichen Abläufe und umfangreichen Weiterentwicklungen auf diesem Gebiet (vergl. STT, MRT, endogene und exogene B-I-T).

Der theoretische Ansatz basiert letztlich auf der klassischen Akupunkturlehre, nur mit dem Unterschied, daß die Nadel durch elektronische Geräte ersetzt wurde. Weltweite Grundlagenforschungen, insbesondere durch Prigogine, Adey (Californien), Selye, Bigu del Blanco (Canada), Del Giudice (Mailand), Fröhlich, Smith (England), Heim, Popp, Ludwig, Köhler (Deutschland), Rubia, Muheim († ,Schweiz), Klima, Bergsmann (Wien) u.v.a. brachten Aufklärung über die physiologischen Vorgänge im Organismus aus quantenphysikalischer Sicht.

Gesundheit ist ein Spezialzustand, der nur unter großem Energieaufwand unter Bildung von dissipativen Strukturen (speziellen Ordnungszuständen von Molekülgruppierungen, die durch stabile energetische Muster ermöglicht werden) fernab vom thermodynamischen Gleichgewicht in einem offenen System aufrechterhalten werden kann. Dazu ist ein umfassender ständiger Informationsfluß erforderlich, der den hohen dynamischen Ordnungsgrad des Gewebes ermöglicht (Negentropie). Etwa 10^{18} Stoffwechselreaktionen pro Sekunde im Organismus verlangen eine schnelle präzise Informationsübertragung. Dazu sind nur Photonen in der Lage, also eine energetische Steuerung.

Das offene System des Organismus beantwortet Energiezufuhr mit einer Frequenzzunahme, also einer Erhöhung der Schwingungszahl, die bei Energieabgabe wieder absinkt. Diese Anpassungsvorgänge, die mit einer raschen Stoffwechseländerung einhergehen, äußern sich in einer physiologischen Fluktuation der Frequenzen.

Krankheit geht mit Ordnungsverlust einher und mit Starre, d.h. mit Verlust der Fähigkeit zur Fluktuation, was gleichbedeutend mit Anpassungsproblemen an äußere Reize ist.

Durch Informationsübertragung können Krankheitsprozesse von außen gezielt beeinflußt werden (z.B. über Magnetfelder oder Hautelektroden). Dies wird bei der B-I-T mit elektronischen Geräten durchgeführt. Nach Rubia (Nobelpreis 1984) sind die energetischen Prozesse der Materie übergeordnet und steuern damit den Zustand des Gewebes (Entzündung, Regeneration, Degeneration).

Durch Interferenzphänomene mit den elektromagnetischen Therapiesignalen kommt es zu einer Veränderung der Körperreaktion über den erfolgten Informationstransfer. Das Körpersystem schwingt sich dadurch in einen neuen Attraktor ein. Entscheidend für den Therapieerfolg ist dabei die Wahrnehmungsfähigkeit des Organismus.

Nach Adey muß das Frequenzmuster genau passen, aber auch die Intensität (Amplitude) des Signales. Das erklärt, warum hohe Intensitäten eher blockierend wirken, schwache hingegen anregend (Arndt-Schulz`sche Regel).

Die B-I-T stellt einen direkten Weg der Beeinflussung von Krankheiten dar, im Gegensatz zum indirekten Weg über ein Medikament. Zu unterscheiden sind:

endogene B-I-T
(Therapie mit körpereigenen Frequenzen)

exogene B-I-T
(Therapie mit Fremdsignalen, z.B. Farben, Töne, Edelsteine)

Matrix-Regenerations-Therapie VEGA-MRT
(gründliche Basisentgiftung)

Stoffwechseltest und- therapie VEGA-STT

Es handelt sich dabei um verschiedene Anwendungsverfahren mit unterschiedlichen Geräten. Inzwischen gibt es etwa 20 Hersteller.

Das Therapieverfahren selbst wird herstellerunabhängig in klarer Systematik in Seminaren der Ärztegesellschaft für B-I-T vermittelt.

1.2. Wobei wird die Biophysikalische Informations-Therapie angewandt?

- Behandlung von allen akuten oder chronischen Erkrankungen
- Begleittherapie zur Operations-Vor- und Nachbehandlung
- Abschwächung von Nebenwirkungen allopathischer Behandlungen
- Narbenentstörung und Herdtherapie
- Allergiebehandlung
- Entgiftungstherapie
- Schwächezustände und Rekonvaleszenz
- Konstitutionsbehandlung

1.3. Wie geht die Biophysikalische Informations-Therapie vor sich?

Jeder Patient unterzieht sich wie üblich einer seinem Krankheitsbild entsprechenden Diagnostik. Diese kann aus den üblichen schulmedizinischen Untersuchungen bestehen. Zusätzlich werden energetische Meßmethoden eingesetzt. Aus den gesamten vorliegenden Daten wird die GANZHEITLICHE DIAGNOSE erstellt, die aus 4 Punkten besteht:

- Leitsymptom (entspricht der schulmedizinischen Diagnose)
- Konstitution (in Verbindung mit der 5-Elementen-Lehre)
- Dauerstreßfaktoren (tieferliegender, eigentlicher Ursachenkomplex)
- Auslöser (vordergründige, vermeintliche Ursache)

Davon abgeleitet wird ein ganz individuelles Behandlungskonzept entworfen, was sich an folgenden Punkten orientiert:

- Stoffwechseltest und- therapie (VEGA-STT, siehe Punkt 1.5.)
- Matrix-Regenerations-Therapie (VEGA-MRT, siehe Punkt 1.6.)
- Konstitutionstherapie
- Dauerstreßabbau (emotionaler Streß, Toxine, Störfelder usw.)
- Auslöser wieder verträglich machen

Je nach Schweregrad der Erkrankung wird eine entsprechende Auswahl getroffen.

Durch Abgreifen der elektromagnetischen Schwingungen direkt vom Krankheitsherd mittels Elektroden, können diese vom Therapiegerät erfaßt und durch bestimmte elektronische Schaltungen nach vorgegebenen Programmen verarbeitet werden. Die therapeutischen Signale werden zum Patienten zurückgeleitet (direkt zur Entzündung oder auf Akupunkturpunkte) und führen zu Interferenzphänomenen mit entsprechender Beeinflussung des Krankheitszustandes (Abklingen einer Entzündung, Induktion einer höheren dynamische Ordnung im Gewebe).

Zur konstitutionellen Behandlung und Unterstützung des Organismus bei Schwächezuständen werden externe Frequenzen, oder auch Informationen von körpereigenen Substanzen eingesetzt (Blut, Urin, Speichel, Eiter etc.). Die Behandlung erfolgt bei Akutkrankheiten häufiger, am besten täglich, bei chronischen Erkrankungen seltener, d.h. einmal pro Woche, oder in noch größeren Abständen. Die Behandlungsdauer beträgt i.d.R. zwischen 5 und 20 Minuten.

Bei akuten Erkrankungen sind meist tägliche Sitzungen erforderlich, dafür aber insgesamt meist nur 1 bis 3. Chronische Erkrankungen werden üblicherweise 1x pro Woche behandelt, im Schnitt 5 bis 6x. Dies trifft auf Krankheiten zu, die primär mit der B-I-T behandelt werden. Einige Krankheitsbilder, die nicht heilbar sind, werden begleitend therapiert, um beispielsweise Schmerzen zu lindern, Nebenwirkungen allopathischer Medikamente abzuschwächen, zu entgiften, das Immunsystem zu entlasten usw., um damit die Lebensqualität zu steigern.

1.4. Wirkungsmodell der B-I-T

Um verstehen zu können, was sich bei der B-I-T im Organismus abspielt, bedarf es einer völlig veränderten Sichtweise. Es gehören einige Grundlagen der Quantenphysik hinzu, sowie das Wissen um die Erkenntnisse der Matrixforschung. Außerdem wird vom Betrachter Unvoreingenommenheit und Offenheit gegenüber neuen Denkmodellen erwartet. Das sind schon sehr viele Voraussetzungen, und es erscheint mehr als verständlich, daß diese nur bei wenigen erfüllt sein werden. Noch schwieriger wird es, wenn die Ausbildung bisher nur im Rahmen des Newton`schen Weltbildes, also einer rein mechanistischen Denkweise erfolgt ist. Aus diesem Grunde tun sich die reinen Schulmediziner so schwer, die B-I-T zu begreifen.

Förmlich aus Selbstschutz werden dann abwertende Urteile gefällt, die der Methode sicherlich nichts anhaben können, da sie durch ihre Erfolge den Beweis der Wirksamkeit ständig auf's Neue antritt, aber dem Urteilenden selbst ein Armutszeugnis der Ignoranz ausstellen.

B-I-T ist keine simple „Lösch-Therapie", auch wenn dies in der Presse oft so dargestellt wurde. Zur Erklärung der Wirkungsweise gehören die physiologischen Grundlagen des *Neuronalen*

Funktionsmodells (Vergl. Köhler,B. „Biophysikalische Informations-Therapie"), *die holografische Sichtweise*, die *Gesetze der Polarität*, sowie das *Attraktormodell* der Quantenphysik. Es muß auch akzeptiert werden, daß Materie nur in Abhängigkeit der übergeordneten energetischen Wechselwirkungskräfte existieren kann (C.Rubia). Weiterhin ist es wichtig, die Physiologie des Phasenraumes zu kennen, in dem sich alle Krankheitsprozesse abspielen, die *Matrix* (Pischinger, Heine).

Die B-I-T hat nicht nur *eine* Erklärung für ihre Wirkungsweise, sondern mehrere Ansätze. Dies ergibt sich aus den unterschiedlichen Verfahrensweisen. Es sind insgesamt vier.

Wir hatten festgestellt, daß über Clusterbildung Informationen im kristallinen Körperwasser der Matrix gespeichert werden. Werden beispielsweise Herde chirurgisch saniert, bleiben immer noch die gespeicherten pathologischen Frequenzen wirksam und können deshalb zu chronischen Verläufen führen. Daraus ergibt sich

Wirkprinzip Nr.1: *Eliminierung von Fehlinformationen durch Invertierung pathologischer Schwingungsmuster.*

Chronische Dauerbelastungen (Dauerstreß), z.B. durch Toxine, Schwermetalle, Bakterien, Viren u.a. werden vom Organismus in einem erträglichen Rahmen gehalten, indem er sich damit arrangiert, diese als „normal" ansieht und damit sein Abwehrsystem schont. Das bedeutet aber, daß er nichts mehr dagegen unternimmt (Pattsituation). Hieraus ergibt sich

Wirkprinzip Nr.2: *Erzeugen spezifischer „Aufmerksamkeitssignale", die aus den Frequenzen der zu eliminierenden Dauerstreßfaktoren bestehen, um das Immunsystem gezielt zu aktivieren.*

Die Koordinierungs-, Synchronisierungs-, Kontroll- und Steuerfunktion des Nervensystems ist an ein ausreichendes Energieniveau gebunden. Bei der im chronischen Krankheitsfall immer mit einhergehenden energetischen Schwächung des Organismus ist dies nicht mehr gewährleistet. Daraus ergibt sich:

Wirkprinzip Nr.3: ***Anregung der kohärenten neuronalen EM-Strahlung durch Schallwellen in Form der konstitutionellen Ton-Therapie (auch Grundtonbehandlung).***

In den Hologrammen des neuronalen Netzwerkes sind Aktions-Informationen großer Teile des Körpers enthalten. Im Krankheitsfalle natürlich auch die pathologischen Informationen. Da immer zuerst das Steuersystem saniert werden sollte, ergibt sich daraus

Wirkprinzip Nr.4: ***Einspeisung neuer Informationen in die neuronalen Hologramme über die Akupunkturpunkte durch die konstitutionelle Farbtherapie.***

Die verschiedenen Wirkprinzipien werden meist miteinander kombiniert. Das hängt vom jeweiligen Krankheitsbild, der gerätetechnischen Ausstattung und dem Können des Therapeuten ab. Die Übertragung der Therapiefrequenzen geschieht in zunehmendem Maße via Magnetsonden, da somit eine hohe Eindringtiefe gewährleistet ist.

Auch Magnetfelder haben mehrere Wirkprinzipien. (Es geht hier ausschließlich um sehr schwache, athermische, rein informativ wirkende, ohne die Eigeneffekte der starken Felder.)

Sie koppeln

- **direkt an Alpha-Helix-Strukturen (verstärkt unter Lichteinwirkung),**
- **an Beta-Rezeptoren,**
- **an Spin-Zustände der Proteine,**
- **an oszillierende Neuronennetze (sind hoch verstärkende Rezeptoren mit ausgeprägter Synchronisationstendenz).**

Damit sind (dynamische) Magnetfelder, die durch Modulation Informationen in den Organismus einschleusen, normalen Hautelektroden weit überlegen. Sie sollten deshalb bevorzugt angewandt werden.

1.5. Stoffwechsel-Test und -Therapie (VEGA-STT), wissenschaftlicher Hintergrund

Basierend auf den wissenschaftlichen Grundlagen der Dreikomponenten-Theorie, die vor etwa 20 Jahren von Prof. Dr. rer. nat. J. Schole (Hannover) begründet wurde, entwickelte 1993 der Autor ein Gerät zur Testung und Therapie von Stoffwechselstörungen des Gewebes. Ausgehend von der Erkenntnis, daß zwischen dem Synthesestoffwechsel (Zellregeneration, Substratumwandlung in Metabolite) und dem Energiestoffwechsel (ATP-Umsetzung) des Menschen immer ein ausgewogenes, an innere und äußere Einflüsse optimal angepaßtes Verhältnis herrschen sollte, muß dieses im Krankheitsfall gestört sein.

Die Regulation des Stoffwechsels erfolgt entweder über radikalische Prozesse (Basisregulation), oder über Hormone (Hypophyse, Schilddrüse, Nebenniere, anabole Peptide). Hinzu kommt, daß nach Schole der Stoffwechsel im Organismus nur dann reguliert werden kann, wenn alle drei Komponenten von Energie- und Synthesestoffwechsel gleichzeitig in der Zelle vorhanden sind.

Akute Erkrankungen führen zu physiologischen Stoffwechselveränderungen. Chronische Leiden gehen mit einer Stoffwechselblockade einher.

Mit dem STT-Gerät kann die Abweichung von der Norm gemessen (in einer Gradeinteilung von +90 Grad anabol über 0 Grad bis zu -90 Grad katabol) und anschließend sofort korrigiert werden. Das ist möglich, weil die Informationsübertragung dieser Steuerimpulse im Organismus über elektromagnetische Signale erfolgt, was hier ausgenutzt wird.

Das Besondere dieser Therapieform ist der direkte Weg, um im Gewebe den Stoffwechsel zu beeinflussen, bei sehr kurzen Therapiezeiten. Das kann bei akuten wie chronischen Krankheiten erfolgen. Wegen der großen Dynamik des Systems halten die Effekte zwar nicht lange an, können aber den oftmals notwendigen Impuls für eine Umschaltung bewirken.

Die Behandlung kann beliebig oft wiederholt werden. Sie dient insbesondere auch als Vorbereitung für weitere Therapieschritte, die dadurch wesentlich optimiert werden können.

1.5.1. Wobei kann die Stoffwechseltherapie helfen?

- Erkennen von anabolen oder katabolen Erkrankungen
- Behandlung von allen akuten oder chronischen Krankheiten
- Unverträglichkeitsreaktionen
- Ausgleich von Lateralitätsstörungen
- OP-Vorbereitung
- Vorbehandlung für Folgetherapien
- Adjuvante Krebstherapie
- Auswahl diätetischer Maßnahmen
- Auswahl therapeutischer Maßnahmen und Überprüfung von deren Effektivität
- Therapiekontrolle
- Schockbehandlung (physisch und psychisch)

1.5.2. Wie gehen der Stoffwechsel-Test und die Therapie vor sich?

Zunächst wird entweder die allgemeine Stoffwechsellage (z.B. bei Hypertonie), oder symptombezogen lokal der Stoffwechsel bestimmt. Dazu werden energetische Testverfahren (EAV, BFD, Kinesiologie usw.) dem Gerät vorgeschaltet. Die ermittelte Geräteeinstellung wird direkt zur Therapie verwendet. Dazu hält der Patient eine Therapieelektrode auf den Problembereich. Die Therapiedauer beträgt etwa 3 Minuten.

Die Behandlung kann häufiger, u. U. täglich, oder in größeren Abständen (Tage oder Wochen) durchgeführt werden. Bei relativ konstanten Werten kann das Therapiesignal auch magnetisch abgespeichert werden. Der Patient trägt diese Magnetkarte (SI-Card) bei sich, wodurch eine Langzeitbehandlung möglich ist.

1.6. Grundlagen der Matrix-Regenerations-Therapie (MRT)

Basierend auf der Matrixforschung (Grundregulationssystem nach Pischinger) hatte 1991 der Autor drei verschiedene synergistisch wirkende Komponenten zu einer einheitlichen Therapiemethode zusammengefaßt, die gezielt zu einer intensiven Entgiftung des Grundsystems (weiches Bindegewebe, Matrix) eingesetzt wird. Verwendet werden dabei die bereits früher von ihm entwickelte Subtraktions-Neutralisations-Therapie (SNT), eine Variante der Biophysikalischen Informations-Therapie, schwacher Gleichstrom mit vorwählbarer Polung und die petechiale Saugmassage nach Zöbelein in abgeänderter Form.

Durch den starken Saugeffekt wird, ähnlich wie beim Schröpfen, auf mechanischem Wege eine Mobilisierung von Toxinen und Schlacken im Binde- und Fettgewebe erreicht, welche als Eingangsinformation für die B-I-T verwendet werden. Das daraus entstandene, im Gerät modifizierte Therapiesignal bewirkt neben der stofflichen Ausscheidung über die Lymphe eine Neutralisierung pathologischer Informationen im Gewebe durch sog. destruktive Interferenz. Damit steigt der dynamische Ordnungsgrad, was durch den Umpolungseffekt des Gleichstroms zusätzlich unterstützt wird.

Durch die Behandlung wird nicht nur ein lokaler Effekt erzielt (am gesamten Rücken, am Bauch, an den Beinen oder an großen Gelenken), sondern über die viscerocutanen Reflexbogen gleichzeitig eine Stimulation sämtlicher inneren Organe erreicht. Die erzielten Effekte durch die MRT sind deshalb sehr umfassend.

Es kommt neben der lokalen Entgiftung und Entschlackung auch zu einer Immunmodulation, einer Anregung des Lymphflusses, einer Neutralisierung von Störfeldarealen, einer Umschaltung des Gewebes von Degeneration zu Regeneration, einem Rückgang von Entzündungen und damit von Schmerzen und zu einer Muskelentspannung durch den Streßabbau. Das Besondere daran ist die umfassende Therapiewirkung mit vielschichtiger Wirkung bei nur einem Arbeitsgang.

1.6.1. Wobei kann die Matrix-Regenerations-Therapie helfen?

- Chronische Verschlackung und Intoxikationen
- Nachbehandlung von schweren Infekten
- Abwehrschwäche
- Blockaden des Lymphflusses
- Schmerzustände und Entzündungen
- Adjuvante Krebstherapie
- Degenerative Leiden (z.B.Arthrose)
- WS-Erkrankungen (akut oder chronisch)
- Rheumatische Erkrankungen
- Zellulite
- schwere Allergien
- Asthma bronchiale
- Vorbehandlung für Folgetherapien

1.6.2. Wie geht die Matrix-Regenerations-Therapie vor sich?

Der Patient wird üblicherweise in Bauchlage behandelt. Es wird der gesamte Rücken streifenförmig in Verlaufsrichtung der Segmente, jeweils von der Wirbelsäule ausgehend nach den Seiten hin mit dem Therapiekopf behandelt.

Dieser besteht aus dem Saugkopf (Eingangselektrode für die BIT), sowie zwei federnd gelagerten Rollen für das Ausgangssignal der B-I-T sowie den Gleichstrom. Die Saugstärke kann je nach Schmerzempfindung individuell eingestellt werden.

Das Therapiefeld kann auf den Bauch, die Beine und größere Gelenke ausgedehnt werden.

Nach der Behandlung sollte das Gewebe locker und schmerzfrei sein.

Die Behandlung dauert ca.30 Minuten und erfolgt einmal pro Woche, insgesamt 6 bis 8x. Kriterium für den Abschluß der Behandlung ist das rasche Verschwinden der Streifen innerhalb von 20 Minuten.

Die Therapie kann allein, oder als Vorbereitung für andere Behandlungen durchgeführt werden.

1.7. Grundlagen der endogenen B-I-T

Ausgehend von der Überlegung, daß elektromagnetische Signale nicht nur von gesundem Gewebe, sondern auch von allen anderen Stoffen, die sich im Organismus befinden, ausgesendet werden, lassen sich grundlegende Erkenntnisse der Krankheitsentstehung ableiten. Beide, die physiologischen wie die pathologischen Frequenzen interferieren miteinander und verändern damit das gesamte Schwingungsverhalten eines Organs oder des gesamten Organismus.

Um gesund zu werden, muß logischerweise eine Befreiung von diesem energetischen Ballast erfolgen. Dazu ist es notwendig, die Störschwingungen möglichst klar zu erfassen. Diese werden invertiert, wodurch über Interferenz mit den pathologischen Frequenzen eine Neutralisierung erfolgen kann. Dadurch kann sich das Gewebe erholen und der Stoffwechsel normalisieren. Dies erfolgt bei der Störfeldbehandlung.

Über sog. Aufmerksamkeitssignale besteht die Möglichkeit, an das Immunsystem gezielte Informationen zu geben, damit sich dieses mit einem bestimmten Schadstoff o.ä. auseinandersetzt und diesen eliminiert. Das versteht man unter „Ausleitung".

1.7.1. Wobei kann die endogene B-I-T helfen?

- Störfeldtherapie
- Meridiantherapie
- Operationsnachbehandlung
- Schmerztherapie
- Narbenentstörung
- Toxinausleitung
- Allergenausleitung
- Partnertherapie

1.7.2. Wie geht die endogene B-I-T vor sich?

Zunächst wird eine Grundtherapie durchgeführt. Dazu wird das Gesamtkörpersignal verwendet. Damit erfolgt eine allgemeine Stabilisierung.

Bei den Folgeschritten werden die Eingangselektroden gezielt auf jene Bereiche plaziert, die für eine Behandlung in Frage kommen (z.B. einen Entzündungsherd). Die Ausgangselektroden werden bei Akuterkrankungen an die gleiche Stelle gehalten, wobei das Therapiesignal invertiert wird.

Chronische Erkrankungen erfordern ein „Aufmerksamkeitssignal", weshalb hier zwar die Eingangsinformation in gleicher Weise abgenommen, dann aber nicht invertiert zum Thymus, zu Reflexzonen (Hände, Füße, Ohren) oder der gesunden Gegenseite geleitet werden.

Bei Ausleitungen wird das jeweilige Substrat in einen Eingangsbecher gegeben, invertiert und dann zum Thymus oder an die Stelle der Giftdeponie im Körper geleitet.

Die Behandlung erfolgt bei akuten Zuständen täglich, sonst einmal pro Woche.

1.8. Grundlagen der exogenen B-I-T

Mit der Zunahme der chronischen Krankheiten nehmen auch die Schwächezustände allgemein zu. Das fängt bei der Organschwäche und geht bis hin zur Abwehrschwäche, die weit mehr verbreitet ist, insbesondere schon bei jungen Menschen oder sogar Kindern, als bisher angenommen wurde.

Da nun für unsere Therapieinformationen der Ansprechpartner immer das Immunsystem ist, kommt es immer öfter vor, daß die energetischen Signale nicht beantwortet werden können. Das ist der Hauptgrund, warum die B-I-T nicht allein mit körpereigenen Signalen durchgeführt werden kann, sondern in verstärktem Maße auf Unterstützung von außen angewiesen ist.

Das heißt konkret, daß bestimmte Schwingungsbereiche eine so niedrige Amplitude aufweisen, daß diese erst durch gleichphasige ähnliche Frequenzmuster wieder aktiviert und stabilisiert werden müssen.

Dies kann erreicht werden durch Farben und Töne (oder auch Edelsteine, Metalle usw.), da es sich hier um Frequenzbereiche handelt, die im Organismus auch vorkommen.

Ein zweiter Effekt einer Farbtherapie ist die spezifische Wirkung, die damit erreicht werden kann. Neben Anregen oder Dämpfen von Organfunktionen werden der Stoffwechsel und das Hormonsystem gezielt beeinflußt. Um die Wirkung vorprogrammieren zu können, ist es notwendig, Farben (in Verbindung mit Tönen) bipolar einzusetzen. Das ist erstmals mit den AUDIOCOLOR möglich, das als konsequente Fortführung der SIT nach den Ideen des Autors 1995 von der Fa.VEGA entwickelt wurde.

Diese neue Art der Therapie wird in erster Linie zur Konstitutionsstärkung eingesetzt. Diese Behandlung hat Vorrang vor der endogenen B-I-T.

1.8.1. Wobei kann die exogene B-I-T helfen?

- Schwächezustände allgemein
- Rekonvaleszenz
- Konstitutionstherapie
- Chakratherapie
- Meridiantherapie
- Störfeldbehandlung
- Schmerztherapie
- Stoffwechselstörungen

1.8.2. Wie geht die exogene B-I-T vor sich?

Die Übertragung der Therapiesignale erfolgt üblicherweise über ein schwaches Trägermagnetfeld, funktioniert aber auch über Hautelektroden. Die Farben werden in tieferen Frequenzbereichen und deshalb nicht sichtbar appliziert. Jeweils 2 polare Farben werden gegeneinander abgemischt und logarithmisch durchlaufen. Die zugehörigen Töne werden über einen Kopfhörer seitenbezogen eingespielt (Klangschaukel), und zwar in 4 verschiedenen Oktaven.

Es ist auch möglich, diese über einen Phonator direkt als Vibration auf bestimmte Körperstellen zu übertragen. Damit ist auch eine Grundtontherapie möglich.

Die Behandlung erfolgt in Intervallen, die vom Patienten durch seinen Pulsrhythmus vorgegeben werden.

Es kann aus erprobten Therapieeinstellungen (Automatikprogramm) ausgewählt oder eine ganz individuelle Einstellung ausgetestet werden. Im Anschluß sind weitere Therapieschritte mit der endogenen B-I-T (z.B. Ausleitungen) sinnvoll. Vorher empfiehlt sich ein Stoffwechselausgleich mit dem STT.

1.9. Qualität versus Quantität - dynamische Prozesse im Vergleich zur statischen Betrachtung der Schulmedizin

Qualität leitet sich von Quala ab, was so viel bedeutet wie: „So Sein", oder etwas freier übersetzt: „So wie es nun mal ist". Das impliziert a priori sehr viel Subjektivität, denn jeder wird das „So Sein" anders *empfinden*. Es ist also zunächst mal eine Frage der *Bewertung* und des *Anspruchs*, was Beschaffenheit, Güte und Wert für den Einzelnen *bedeuten*.

Eine rein quantitative Analyse ist eine Reduktion der Wirklichkeit, was nie vergessen werden sollte. Von seinen Teilen her läßt sich aber das Ganze nicht erfassen, insbesondere nicht bei einem hochvernetzten komplexen System wie es der Mensch darstellt. Zur vollständigen und damit exakt wissenschaftlichen Beschreibung der Wirklichkeit gehört auch „das Ausfüllende", „das Bewirkende", die treibende Kraft, die alles in Bewegung hält. Es gehört auch das Empfinden und das Bewerten, worunter auch die Lebensqualität zählt - eben die *Qualität*.

Die Wissenschaft kann Qualität schlecht fassen, weshalb sie bisher immer nur sehr stiefmütterlich behandelt wurde. Subjektives hat bei objektiven Untersuchungen nichts zu suchen. Nur die Quantenphysik, die sich ohnehin weit von der heutigen Naturwissenschaft entfernt hat, kann mit dem Begriff umgehen.

Quantitative Betrachtungen sind rein linkshirnige Erkenntnisprozesse. Um die Einheit wieder herzustellen, ist eine Interpretation, also eine rechtshirnige Aktivität erforderlich. Dadurch geht aber die Objektivität wieder verloren.

Es gibt in der gesamten Schulmedizin kein objektives Untersuchungsverfahren. Das klingt sehr provokant, ist aber die Realität. Jede noch so teure high-tech-Untersuchung muß ausgewertet und beurteilt werden, wodurch sie wieder subjektiv und von der ***Erfahrung*** des Untersuchers abhängig wird.

Was ist Erfahrung? Wir haben es hier genau mit dem Merkmal zu tun, das für den Qualitätsbegriff verantwortlich ist. Gut oder schlecht beispielsweise sind Qualitätsmerkmale. Was für den einen gut ist, kann für den anderen schlecht sein. Es ist also eine Frage der ***Bewertung.***

Doch kommen wir zurück auf die Untersuchungstechniken der Schulmedizin. Es handelt sich dabei in erster Linie um statische, eindimensionale (Laborwerte) oder zweidimensionale Analysen (z.B. Elektrophorese). Röntgen (Durchleuchtung) CT und Sonografie können dreidimensional sein, und nur ganz wenige Verlaufsuntersuchungen schließen die vierte Dimension, die Zeit mit ein. Nur dann ist es erlaubt, von einer Funktionsuntersuchung zu sprechen, weil die Zeitkomponente enthalten ist, nicht jedoch bei den bildgebenden Verfahren und am allerwenigsten bei den Laborwerten! Nehmen wir nur als Beispiel den Immunstatus, von dem schwerwiegende Entscheidungen abgeleitet werden. Was sagen eigentlich nackte Zahlen von irgendwelchen Leukozytenuntergruppen darüber aus, ob diese auch perfekt ihrer Aufgabe gerecht werden? Was sagt eine voll besetzte Kaserne über den Ausbildungsstand der Soldaten aus?

Es ist unzulässig und auch völlig unmöglich, von Laborwerten auf eine Organfunktion zu schließen. Aber genau das wird jeden Tag unzählige Male in Praxen oder Kliniken weltweit gemacht. Hier wird quantitativ mit qualitativ verwechselt.

Schlimm ist dabei, daß wegen solcher Fehlinterpretationen tausende von Patienten leiden müssen, weil ihnen auf Grund von Normalbefunden ihre Beschwerden nicht geglaubt werden.

Man sollte sich auch einmal verdeutlichen, daß durch unsere heutigen Untersuchungstechniken nur ein verschwindend geringer Bruchteil an Informationen über die Körperorganisation zu bekommen sind. Insbesondere erfahren wir kaum etwas über die hochdynamischen Abläufe im Organismus.

Etwas besser steht derjenige da, der energetische Testverfahren einsetzt. Aber auch hier stößt man bald an die Grenzen des Machbaren.

Verdeutlichen wir uns einmal: Pro Sekunde laufen in jeder Zelle 30.000 bis 100.000 chemische Reaktionen ab. Auf den Gesamtorganismus bezogen sind das 10^{18} Stoffwechselreaktionen pro Sekunde! Was sich hier an blitzartigen Steuervorgängen abspielt ist nicht mehr nachvollziehbar. Störungen sind eigentlich unausweichlich. Deshalb ist es verwunderlich, daß man über Jahre hinweg gesund sein kann.

Gesundheit ist nicht die Normalität, sondern ein Spezialzustand, der nur unter hohem Energieaufwand unter Bildung dissipativer Strukturen, fernab vom thermodynamischen Gleichgewicht aufrechterhalten werden kann.

Voraussetzung hierfür ist neben der Grundversorgung mit Substrat und Sauerstoff ein ausreichend hohes Zellpotential und ein ungestörter Informationsfluß.

Rein vom gesunden Menschenverstand her ist eigentlich jedem klar, welch vielfältigen Einflüssen der Mensch im täglichen Leben ausgesetzt ist, und daß seine Reaktionen immer nur ganz individuell ausfallen werden. Dahinter steht eine bestimmte Konstitution, also die genetisch determinierten Anlagen, aber eben auch seine ganz persönlichen Erfahrungen, die er im Laufe des Lebens gemacht hat und die seine Lebensqualität prägen.

Da haben wir ihn schon wieder, diesen Qualitätsbegriff. Wenn wir aber von Lebensqualität sprechen, sollte das Leben selbst zunächst einmal definiert werden.

LEBEN heißt SELBSTORGANISATION mit fortlaufender Wandlung durch ständige INFORMATIONSVERARBEITUNG, im Bestreben nach höherer dynamischer ORDNUNG, nach HARMONIE

Hierin kommt ganz deutlich zum Ausdruck, daß die Materie nur zweckerfüllend sein kann, nur Mittel zum Zweck, nicht aber der Zweck selbst! Dieses Denken fließt auch nach und nach in die Wissenschaft ein, was die bekannten südamerikanischen Biologen Maturana und Varela zu der Feststellung bewogen haben:

Lebende Systeme werden durch ihre innere Organisation charakterisiert, d.h. durch die Wechselwirkungen zwischen ihren Bestandteilen, nicht aber durch die Eigenschaften ihrer materiellen Struktur.

Das ist vergleichbar mit einem Theater. Wenn wir uns eine Aufführung ansehen, dann sind für uns die Dialoge und die Interaktionen der Schauspieler von Interesse. Nur am Rande interessiert uns die Größe der Bühne, der Aufwand an Kulissen, Kostümen, Maskenbildnern usw.

In der Schulmedizin ist es genau umgekehrt. Mit Akribie werden hier die Äußerlichkeiten beschrieben. Für das Theaterstück interessiert sich keiner so recht. Manchmal bemerkt man sogar Hemmungen darüber zu sprechen, weil man damit nicht umgehen kann, weil es Unbehagen bereitet.

In was für einer verkehrten Welt leben wir eigentlich?

Für mich immer wieder verblüffend ist die Feststellung, daß kaum einer den Irrtum bemerkt, und daß noch weniger Kollegen dagegen aufbegehren.

Also was wollen wir? Interessieren wir uns ernsthaft für unseren Patienten, für seine Beschwerden, Sorgen und Nöte oder interessieren uns nur die materiellen Statisten, Laborwerte, Organformen, Zellbestandteile?

Es liegt an uns, diese Strukturen mit Leben zu erfüllen. Wir müssen dabei allerdings umlernen und uns völlig neuen Kriterien zuwenden. Dazu gehören die ***funktionellen Zusammenhänge***, die in Abhängigkeit von der Zeit zu betrachten sind.

Dazu ein kurzer Ausflug in die Wissenschaft.

Der Physiker Burkart Heim hat nun nach jahrzehntelangen Forschungen seine „Erweiterte Allgemeine Quantenfeld-Theorie" abgeschlossen. Sie wurde im größten Rechenzentrum Deutschlands auf Richtigkeit überprüft. Damit kann nun schlüssig nachgewiesen werden, daß unser Universum 12-dimensional ist, wobei 6 Dimensionen die Quantenfeldstrukturen aufzeigen, welche mit den 6 anderen Dimensionen, die den materiellen Aspekt verkörpern, wechselwirken.

Carlo Rubia, ebenfalls Physiker und heute Chef des CERN in Genf, hatte eine Naturkonstante verständlich machen können, die das Verhältnis der Energiequanten zu den Masseteilchen beschreibt. Sie beträgt etwa 1 Mrd. zu 1. Das heißt, die Materie stellt nur den einmilliardsten Teil der Wirklichkeit dar. Er konnte zeigen, daß die energetischen Wechselwirkungskräfte der Materie übergeordnet sind und deren Struktur bestimmen. Dafür erhielt er 1984 den Nobelpreis.

Abgeleitet vom Stand der Wissenschaft müssen wir, wenn wir korrekt arbeiten wollen, die strukturellen Gewebsveränderungen als Folge steuernder energetischer Wechselwirkungskräfte betrachten, die im (chronischen) Krankheitsfalle Fehlinformationen (pathologische Schwingungsmuster) aufweisen.

Information heißt „in-Form-bringen", heißt auch gleichzeitig Schwingung und umgekehrt. Jede nichtchaotische (modulierte) Schwingung enthält Information.

Nach B. Heim lassen sich biologische Vorgänge vollständig nur in 6 Dimensionen beschreiben. Für uns nicht mehr nachvollziehbar sind die weiteren 6 Dimensionen der Quantenfeldstruktur des Gewebes. Aber erst damit wäre die gesamte Wirklichkeit ausgedrückt. Hier gehen die Emotionen, die persönlichen, ganz individuellen Erfahrungen des Patienten, seine Ziele, Wünsche, Absichten u.a. mit ein. Qualitätsmerkmale also wiederum, die nicht außer acht gelassen werden dürfen, wenn es um echte Heilungsprozesse geht.

Ein Patient beispielsweise, der durch seine Erkrankung, trotz seiner Beschwerden einen Zugewinn an Lebensqualität erfährt, kann (und will) oft nicht gesund werden. Das läßt sich aber aus keiner schulmedizinischen Untersuchung ablesen, weil hier solche Qualitätsmerkmale vollständig fehlen.

Ein konkretes Beispiel hierzu hatte ich erst kürzlich wieder in der Praxis erlebt. Eine Lehrerin, die sehr engagiert und insbesondere bei schwierigen Schülern sehr erfolgreich war, bekam vom Kollegium „als Anerkennung" immer wieder die problematischsten Klassen zugeteilt. Obwohl es sie sehr belastete, konnte sie nie nein sagen (bekanntes Merkmal einer Krebspersönlichkeit). Als dann die Diagnose „Mamma-Ca" feststand, erfüllte es sie mit großer Erleichterung, da sie nun endlich ihre Ruhe finden konnte.

Solange der Krankheitsgewinn größer ist, als der Wunsch wieder gesund zu werden, wird sich nichts grundlegendes ändern können. Davon gibt es viele Beispiele.

Das bedeutet für denjenigen, der sich dem Kranheitsbild nur quantitativ nähert und diese Qualitäten völlig außer acht läßt, daß er dadurch völlig frustrane Therapieversuche verzeichnen wird. Im konkreten Fall werden teure Chemotherapien oder auch Radiatio nur die Behandlungskosten hochtreiben, ohne daß sich ein Erfolg einstellen kann.

Die Psyche ist allemal stärker als jede therapeutische Maßnahme. Entweder die Behandlung läuft konkruent mit dem bewußten und (unterbewußten!) Willen des Patienten, oder der Erfolg bleibt aus.

Qualität geht auch bei Doppelblindstudien völlig unter. Stellen wir uns nur einmal vor, es wird ein Antihypertonikum geprüft. Meßkriterium ist der Blutdruck, sonst nichts. Ob der Patient Kopfschmerzen von dem Mittel bekommt und es deshalb in Zukunft gar nicht einnehmen würde, geht in die Studie nicht mit ein, weil es ein Qualitätsmerkmal ist, das laborchemisch nicht meßbar ist.

Betrachten wir unter dem Blickwinkel der Qualität ein krankes Organ, dann gibt es bestimmte Merkmale, die es von einem gesunden Gewebe unterscheiden. Diese 5 Kriterien sind dann mehr oder weniger gut ausgeprägt.

Die alles entscheidende Frage lautet nun, welche Faktoren, welche Kräfte sind hierfür verantwortlich, sind also *qualitätsbestimmend*?

Charakteristik eines Gewebes

- **Struktur**
- **Energieniveau (Ladungspotential)**
- **Informationsfluß**
- **Ordnungsgrad**
- **Regulationsverhalten**

Die Zell*struktur* wird in Abhängigkeit von der DNA-getriggerten Zellsteuerung aufgebaut, wobei genügend Substrat (damit Sicherstellung ausreichender ATP-Synthese) und Sauerstoff erforderlich sind.

Ob nun die Zelle ein ausreichend hohes ***Ladungspotential*** (Norm -70 bis -90 mV) aufbauen kann und damit über genügend Energiereserven verfügt, hängt von den Belastungen des umgebenden Grundsystems (Matrix) mit Schlacken, Toxinen und anderen Dauerstreßfaktoren ab, welches eine Ammenfunktion für die Organzellen hat. Eine Erniedrigung des Zellpotentials ist ein Qualitätsmerkmal, das durch keinerlei schulmedizinische Untersuchungen erfaßt werden kann, jedoch den alles entscheidenden Faktor dafür darstellt, ob die Zelle die von ihr geforderte enorme Stoffwechselleistung erbringen kann, oder nicht. Dies läßt sich an der Form eines Organs nicht ablesen und auch nicht an den Laborwerten.

Der ***Informationsfluß***, der bei den extrem schnellen Steuervorgängen hochkohärent verlaufen muß, ist dafür verantwortlich, ob eine Zelle in Abhängigkeit von bestimmten äußeren Variablen im richtigen Moment das richtige tut, d.h. ihren Stoffwechsel schnellstmöglich an die Erfordernisse anpaßt. Die Qualität eines

Gewebes wird davon wesentlich mitbestimmt. Auch dieses Merkmal entzieht sich der Diagnostik.

In Abhängigkeit von Zellpotential und Informationsfluß steht der *Ordnungsgrad* des Gewebes. Jede sinnvolle Information ist geeignet, den Ordnungsgrad zu erhöhen (Negentropie), was aber nur unter Energieverbrauch möglich ist. Vom Ordnungsgrad wiederum abhängig ist die Informationsübertragung von Zelle zu Zelle, wodurch langreichweitige Wechselwirkungen (Quasisupraleitung) im Organismus ermöglicht werden.

Aus den bisher genannten 4 Kriterien leitet sich das *Regulationsverhalten* des Gewebes ab, ein Qualitätsmerkmal, was die Anpassungsfähigkeit an äußere Reize beschreibt. Hier haben wir es mit ganz hohen Anforderungen zu tun, da in diesem Merkmal die Anfälligkeit für Krankheiten enthalten ist. Nur dann kann der Organismus gesund bleiben, wenn er alle eintreffenden Reize in optimaler Weise ausregulieren kann.

Hohe Qualität eines Gewebes bedeutet also:

Rasche Anpassung an neue Gegebenheiten unter geringstmöglichem Energieverbrauch, um das offene Fließgleichgewicht zu bewahren mit gleichzeitigem Erfahrungsgewinn aus der Situation (Lernfähigkeit des Systems) und Erreichen einer höheren Evolutionsstufe.

Das hört sich gut an. Was ist aber die treibende Kraft, die derartiges ermöglicht?

Formen (damit auch Zell- und Gewebsformen) können nur in ihrer Polarität verstanden werden. Wir haben sie rein immateriellen *Organisationsstrukturen* zu verdanken, die in der Lage sind, eine Form von der „Nichtform", d.h. ihrer indifferenten Umgebung, dem „Nichtsein" abzugrenzen. Dort, wo Schwingungsmuster als Materie (Form) sichtbar werden, ist eine hohe Verdichtung an Energie erfolgt. Dazu sind natürlich Kräfte erforderlich, aber auch Intelligenz, um diese Kräfte in der richtigen Weise zu lenken.

Man könnte an dieser Stelle Max Planck zitieren, der diese intelligente Kraft Gott genannt hat. Da Gott aber nicht meßbar ist, bricht hier ein Konflikt zwischen Theosophie und Wissenschaft auf. Nur - Max Planck war Quantenphysiker und ein anerkannter Wissenschaftler!

Trotzdem sollte es auch objektive Kriterien für die Qualität geben. Der Wissenschaftler bemüht sich darum in erster Linie, weshalb von dem Physiker Schrödinger der Begriff nach der Chaostheorie definiert wurde. Er geht davon aus, daß Qualität geeignet sein muß, den Ordnungsgrad zu verbessern, was mit dem Fachausdruck als Negentropie bezeichnet wird. Daran sollte sich z.B. die Qualität einer Information messen lassen, indem sie geeignet ist, den Ordnungsgrad im Gewebe zu erhöhen. Das trifft auf die Bewertung der Nahrungsqualität ebenso zu wie auf verschiedene Therapieverfahren.

Da der Erfolg einer effektiven Behandlung sich normalerweise in einer Verbesserung der subjektiven Lebensqualität äußert, was auf den gehobenen Ordnungsgrad im Gewebe zurückzuführen ist, hätten wir hier ein klares Meßkriterium und eine Überprüfungsmöglichkeit für die Therapiewirksamkeit.

Therapiewirksamkeit = Qualitätserhöhung durch Steigerung des Ordnungsgrades (Negentropie)

Aus diesen Erkenntnissen heraus wurde eine neue wissenschaftliche Nachweismethode entwickelt, die keine unzulässige Reduktion der Realität vornimmt, nur um objektiv zu sein. Durch Zerstörung der Einheit müssen Fehler auftreten. Das wird hier vermieden.

Dieses neue Nachweisverfahren wurde von Prof. Klima an der Universität Wien entwickelt und anläßlich der medizinischen Woche 1996 in Baden-Baden vorgestellt.

Durch diese Ausführungen sollten mehrere Dinge aufgezeigt werden: Das Eigentliche, Wahre, was die Charakteristik eines Gewebes und damit des Organismus ausmacht, was vielfältige Qualitätsmerkmale aufweist, wird von der Schulmedizin amputiert.

Übrig bleibt ein leeres Gerüst, das nichts, aber auch gar nichts über Lebensprozesse aussagt. Davon werden aber schwerwiegende therapeutische Überlegungen abgeleitet, die sich oftmals nicht begründen lassen, aber dem Patienten schweren Schaden zufügen können. Das jedoch ist streng wissenschaftlich.

Im Rahmen der Biophysikalischen Informations-Therapie versuchen wir diese Lücke zu schließen. Wir orientieren uns an o.g. Qualitätsmerkmalen, führen eine 4-Stufen-Diagnostik durch in der Kombination klassische Untersuchungen mit energetischen Testverfahren.

Die individuelle Entwicklung einer Erkrankung spielt dabei ebenso eine Rolle wie die Konstitution und die Lebensqualität des Patienten (Vergl.Kap.1.3)

Ganzheitliche Diagnose

1. Leitsymptom (schulmedizinische Diagnose)

2. Konstitution (KSP nach 5-Elementen-Lehre)

3. Dauerstreßfaktoren (tieferliegende Ursache)

4. Auslöser (vordergründige „Ursache“)

Jedes naturheilkundliche Therapieverfahren kann danach ausgerichtet werden. Die Biophysikalische Informations-Therapie hat dafür eigene Konzepte, die in Seminaren vermittelt werden. Im Vordergrund stehen dabei die energetisch-dynamischen Prozesse, die von der Schulmedizin ausgeklammert werden. Damit arbeiten wir zwar nicht wissenschaftlich anerkannt, aber sehr erfolgreich.

1.9.1. Qualitätssicherung

Weltweit wird intensiv auf dem Sektor der energetischen Medizin geforscht. Die publizierten Ergebnisse sind sehr umfangreich und machen bereits ein Zweitstudium aus. Hinzu kommt, daß die neuen wissenschaftlichen Erkenntnisse nur mit ausreichenden Kenntnissen der Quantenphysik verstanden werden können, nicht jedoch mit dem bisherigen mechanistischen Newton`schen Weltbild.

Die Ausbildung von Anwendern der B-I-T erfolgt stufenweise über einen Zeitraum von mindestens 2 Jahren und mehr als 100 Stunden Theorie und Praxis. Dabei wird umfangreiches theoretisches Wissen vermittelt, sowie neue Anwendungskonzepte für die Praxis (vergl. Punkt 1.3.). Zum Abschluß kann durch eine Prüfung das Zertifikat zum „Experten der B-I-T" erworben werden.

Die Ausbildung erfolgt herstellerunabhängig durch die Internationale Ärzte-Gesellschaft für Biophysikalische Informations-Therapie e.V., die durch Tochtergesellschaften in verschiedenen Ländern Europas vertreten und etwa 700 Mitglieder stark ist.

1.10. Wirkungsnachweise

Grundsätzlich sollte verstanden werden, daß der zentrale Ansatz aller Naturheilverfahren darin besteht, die *individuelle* Krankheitsentwicklung eines Patienten auf psychischer *und* physischer Ebene mit allen ihren Wechselwirkungen zum sozialen Umfeld möglichst vollständig zu erfassen, um dann eine *gezielte* Therapie durchzuführen. Je genauer das ausgewählte Therapieverfahren oder Arzneimittel *zu dem Patienten* paßt, um so größer der Therapieerfolg.

Da alle statistischen Doppelblindstudien die geforderte Individualität zerstören, sind sie deshalb *nicht geeignet*, die Wirksamkeit einer naturheilkundlichen Methode korrekt zu erfassen. Hinzu kommt, daß Doppelblindstudien *in keiner Weise wissenschaftlich* sind, da sie grundsätzlich die sich häufig ändernde Kondition des Patienten, die wechselnden Umgebungsverhältnisse und die völlig unterschiedliche Ernährung der Patienten in den Testgruppen nicht berücksichtigen.

Aus diesem Grunde *fehlen* diese Art von Nachweise in der folgenden Auflistung. Damit sind diese Studien jedoch nicht weniger wissenschaftlich. Im Gegenteil - sie sind praxis- und patientengerechter.

Weiterhin muß klargestellt werden, daß *nicht eine einzige* schulmedizinische Therapie existiert, deren Wirksamkeit exakt wissenschaftlich nachgewiesen ist. Das mag überraschen, ist aber so. Nehmen wir als simples Beispiel das bestens bekannte und erforschte Aspirin. Jeder weiß, daß es entzündungshemmend und schmerzstillend wirkt. Trotzdem kann nicht von einer wissenschaftlich abgesicherten Wirkung gesprochen werden, denn das beinhaltet den *Grundsatz der Reproduzierbarkeit.* In der Praxis zeigt sich nämlich immer wieder, daß Aspirin beim gleichen Patienten (!) manchmal gut wirkt, manchmal weniger gut, manchmal gar nicht. Das liegt schlicht und ergreifend daran, daß die Kondition des Patienten von Tag zu Tag unterschiedlich ist! Diese wird bei den sog. wissenschaftlichen Nachweisen jedoch nie berücksichtigt (s.o.), wodurch derartige Studien von vornherein als unwissenschaftlich anzusehen sind.

Medizin ist und bleibt eben ein Erfahrungsfachgebiet und ist keine exakte Wissenschaft, weil der Mensch ein offenes System und keine Maschine ist.

Folgende Wirkungsnachweise wurden bisher durchgeführt:

Praxisstudie „Auswirkungen der Bioresonanz-Therapie auf humoraler Ebene". Untersucht wurde die Veränderung von Blutparametern vor und nach B-I-T. Durchführung Dr. Bodo Köhler, Freiburg 1989, veröffentlicht in EHK 3/1989 Band 38.

Praxisstudie „Biophysikalische Allergietherapie". Untersucht wurden neurodermitiskranke Kinder, die mit B-I-T behandelt wurden und hochsignifikante Heilverläufe hatten. Durchführung Dr. P. Schumacher, Innsbruck 1990.

Praxisstudie „Anwendung der Bioresonanz-Therapie unter der Geburt". Untersucht wurde der Geburtsverlauf unter Behandlung mit B-I-T. Umfangreiche Dokumentation der signifikanten positiven Beeinflußbarkeit kindlicher Herztöne und Senkung der Komplikationsrate durch diese Behandlung. Durchführung Dr. H. Lehmann, Augsburg.

Laborstudie 1994 „Übertragung von Molekül-Informationen mittels Bioresonanz-Gerätes im Amphibienversuch". Nachweis der Informationsübertragung auf Lebewesen durch B-I-T. Durchführung P. C. Endler, M. Citro, W. Pongratz, C.W. Smith, C. Vinnattieri, F. Senekowitsch. Veröffentlicht in EHK 3/1995 Band 44.

Laborstudie 1994 „Endogenous EM field influence on the structural flexibility of serum albumin". Nachweis der positiven Veränderung von Blutserum durch B-I-T. Durchführung O. V. Zhalko-Tytarenko, V.V. Liventsov, G. Lednyiczky. Vorgetragen und veröffentlicht auf 3 Kongressen (Budapest, Pecs, Prag).

Laborstudie 1994 „Endogenous EM field influence on the free energy of hydrogen bond formation in water". Nachweis der Veränderungen von Informationsspeicherungen im Wasser durch B-I-T. Durchführung O.V. Zhalko-Tytarenko, V.V. Liventsov, G. Lednyiczky. Vorgetragen und veröffentlicht auf Hämatologie-Kongress in Budapest.

Laborstudie 1994 „Biological EMF`s cause considerable changes in the viability of the heat shock treated chrysalises of Drosophila melanogaster". Nachweis von protektiven Effekten der B-I-T bei Lebewesen unter starkem Streß. Durchführung D. Sakharov, A. Waiserman, N. Koshel, G. Lednyiczky.

Laborstudie 1994 „Could the proper modified EM fields of newly-born flies cause alteration in the longevity of aging Drosophila?". Untersuchung des Einflusses der B-I-T auf das Lebensalter von Fliegen. Durchführung D. Sakharov, A. Waiserman, N. Koshel, G. Lednyiczky.

Praxisstudie über die Wirksamkeit der B-I-T bei der Allergiebehandlung. Therapiert wurden 350 Patienten mit einer Erfolgsquote von über 80%. Durchführung Herr Dr.E. Ulrich, Leimen-Gauangeloch 1994.

Laborstudie 1995 „Allernation in the phagocyting activity of polymorphonuclear leukocytes after treatment with recoupled EMF". Nachweis des immunstimulierenden Effektes der B-I-T. Durchführung O. Osadcha, G. Lednyiczky, T. Buzasi.

Laborstudie 1995 „EM field effects on respiratory burst". Untersuchung der Effekte der B-I-T auf das Atemsystem. Durchführung O. Osadcha, D. Sakharov, G. Lednyiczky.

Praxisstudie „Die kombinierte Behandlung wirbelsäulenbedingter Krankheitsbilder mit Chirotherapie und Matrix-Regenerations-Therapie". Nachweis einer signifikanten Therapiezeitverkürzung durch die Kombination von synergistischen Verfahren mit der B-I-T. Durchführung Frau Dr. R. Berbuer, Waldkirch 1995. Veröffentlicht im Kolloquiumsband der B-I-T - Ärzte-Gesellschaft 1995.

Praxisstudie „Schwermetallausleitung durch die Vegaselect-Therapie". Nachweis von signifikant höherer Ausscheidung an Schwermetallen durch B-I-T. Durchführung Dr. P. Bembenek, Recklinghausen 1996.

Praxisstudie „Wirksamkeit der BIT", retrospektive Studie über einen längeren Beobachtungszeitraum. Durchführung Frau Dr. A. Burki, CH-Zug

Studie des Atomphysikalischen Institutes der Universität Wien „Elektromagnetische Bioinformation im Frequenzbereich von 100 Hz - 100 kHz?". Hiermit konnte erstmals der wissenschaftliche Nachweis von 1. der Existenz elektromagnetischer Felder beim Menschen, 2. der Beeinflussung derselben durch schwache EM-Biosignale und 3. der Nachweis eines biologisch sinnvollen Effektes geführt werden. Durchführung Prof. Dr. H. Klima, A-Wien.

Derzeit laufende Untersuchungsreihen:

Universität Heidelberg, Abt. Gynäkologie, Leitung Frau Prof. Gerhard

Institut für Biophotonenforschung Kaiserslautern, Leitung Prof. F. A. Popp

In der Wissenschaft gilt nach wie vor der Satz, daß eine Theorie so lange als gültig angesehen werden muß, bis das Gegenteil bewiesen wurde.

Wenn ein Experiment durchgeführt wird und mißlingt, dann ist damit nicht etwa die Theorie widerlegt, sondern nur das Experiment selbst gescheitert.

Abschließend muß festgehalten werden, daß bis heute keine einzige Studie existiert, in der die B-I-T widerlegt werden konnte. An Versuchen hat es nicht gefehlt. Alle veröffentlichten Schriften, die sich negativ zu dieser Therapiemethode äußern, sind persönliche Meinungsäußerungen ohne Beweischarakter.

1.11. Kosten

Es handelt sich um eine sog. „wissenschaftlich nicht anerkannte" Therapieform, die zwar wirksam ist, von der Schulmedizin jedoch nicht erklärt werden kann. Deshalb kann sie nicht zu Lasten der gesetzlichen Krankenkassen verordnet werden. Durch Einzelfallentscheidungen werden jedoch bei bestimmten Erkrankungen (Krebs, MS, Neurodermitis) manchmal die Kosten übernommen.

Einige Privatkassen bezahlen die Behandlung ohne Probleme. Sie werben sogar damit. Andere lehnen die Behandlungskosten mit o.g. Begründung ab.

Berechnet werden für eine Sitzung üblicherweise zwischen 40.- und 200.- DM (einschließlich Testung), je nach Zeitaufwand.

1.12. Literaturhinweise

Zur **Biophysikalischen Informations-Therapie** allgemein:

Marco Bischof „Biophotonen - das Licht in unseren Zellen", 6.Auflage 1995, Verlag 2001

Bodo Köhler „Biophysikalische Informations - Therapie", 1. Auflage 1997, Gustav Fischer Verlag Ulm

Fritz Albert Popp „Molekulare und biophysikalische Aspekte der Malignität", 1984/85, Verlag Grundlagen und Praxis Leer

Cyril W. Smith „Electromagnetic man", J.M. Dent&Sons, London 1989

Zur **Matrix-Regenerations-Therapie**:

Otto Bergsmann „Dysregulation von Matrix und Sensomotorik", Therapeutikon 5, 2/91

Hartmut Heine „Lehrbuch der Biologischen Medizin", Hippokrates-Verlag, Stuttgart 1991

Bodo Köhler „Die Matrix-Regenerations-Therapie" Kolloquium der B-I-T Ärzte-Gesellschaft 1992

A. Pischinger „Das System der Grundregulation", Haug-Verlag Heidelberg 1976

H. Schlitter „Extracelluläre Matrix und ihre vegatative Regulation", Therapeutikon 5, 2/91

H. Zöbelein „Die petechiale Saugmassage", Haug-Verlag 1984

Zur **Stoffwechseltherapie**:

G. Hildebrandt „Zirkadiane Rhythmen als Grundlage einer therapeutischen Zeitordnung" ZÄN 8/87

Bodo Köhler „Stoffwechselprozesse aus der Sicht der Dreikomponenten-Theorie", Naturheilpraxis 1/94

G. Ohlenschläger „Die Wechselwirkungen zwischen Licht und Biomolekülen" EHK 5/91

J. Schole/Lutz „Regulationskrankheiten", 2.Auflage, Enke-Verlag Stuttgart 1995

2. Erprobte Therapiekonzepte für die tägliche Praxis

2.1. Vorbemerkungen

Die große Herausforderung unserer Zeit ist die zunehmende Zahl chronischer Krankheiten, ausgelöst durch eine fortschreitende Umweltzerstörung, mit den Volksseuchen Allergien und Mykosen, einhergehend mit einer Immunschwäche. Die Situation erscheint erdrückend und verlangt nach neuen Wegen in der Therapie. Hoffnungsvolle Impulse kommen diesmal nicht durch den Einsatz neuer Medikamente, sondern aus der Richtung der energetischen Medizin, insbesondere der Biophysikalischen Informations-Therapie mit ihren verschiedenen Behandlungsformen. Sie kann überzeugende, aufeinander abgestimmte Konzepte vorweisen, die sich an der individuellen Situation des Patienten orientieren. Das hebt die BIT von anderen Naturheilverfahren ab und ermöglicht kreatives Arbeiten, wodurch auch die Methode selbstständig weiterentwickelt wird. Neben die Befriedigung des Behandlers über den guten Therapieerfolg gesellt sich dadurch in besonderem Maße die Freude an seiner Arbeit. Die einzelnen Therapieformen sind schonend für den Patienten, in ihrer Wirkung jedoch hocheffektiv.

2.2. Grundlagen

Unsere Therapieerfolge (ebenso wie die Mißerfolge) sind nicht alleine das Ergebnis der Behandlung mit der Biophysikalischen Informations-Therapie (BIT) als solcher, sondern *in erster Linie eine Frage des **Konzeptes***. Das, was die Schulmediziner zur Therapie brauchen, nämlich die Diagnose, das ist bei uns ein Konzept. Das bedeutet, daß wir mit einer Diagnose, die schließlich nur einen Namen für ein Symptom darstellt, sehr wenig anfangen können.

Wie bereits in Kap. 1.3 beschrieben, muß die Diagnostik erweitert werden auf die **Ganzheitliche Diagnose**, die aus 4 Punkten besteht, und die wir uns bei jedem Patienten individuell erarbeiten müssen. Je genauer und je tiefgründiger wir dabei vorgehen, um so besser wird der Therapieerfolg sein. Dieser hängt also primär von der Vorbereitung ab.

Neben dem **Leitsymptom**, der eigentlichen schulmedizinischen Diagnose, interessieren uns ganz besonders die tieferliegenden Ursachen, der multifaktorielle **Dauerstreß**, wie aus folgender Abbildung hervorgeht.

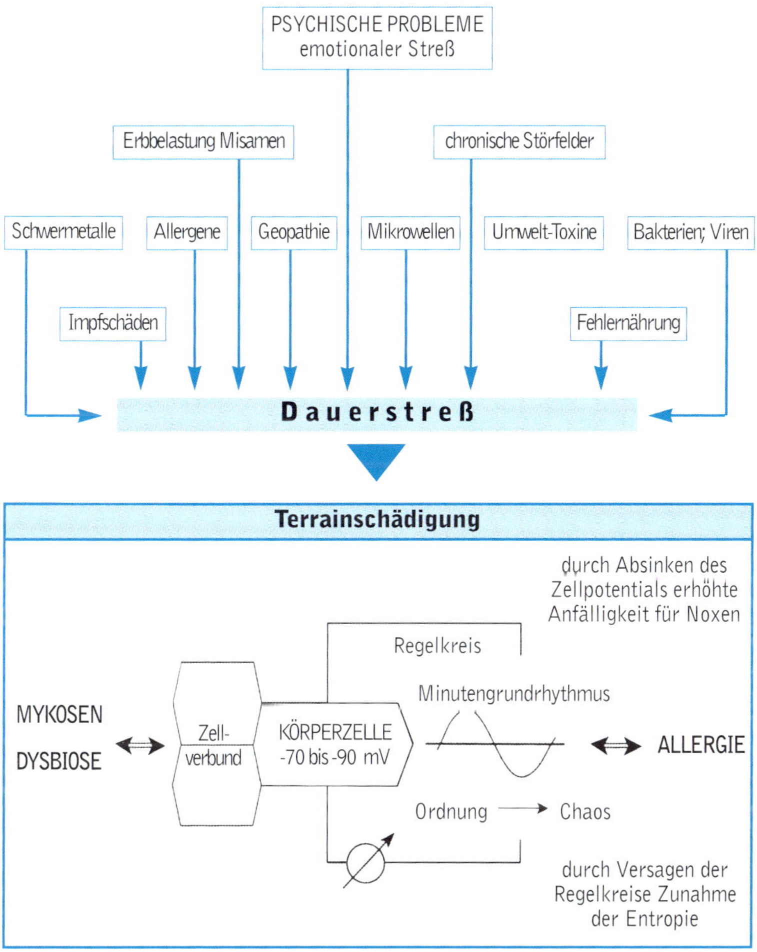

Abb. 1: multifaktorieller Dauerstreß als tieferliegende Krankheitsursache (Terrainschädigung)
(aus „Biophysikalische Informations-Therapie", B.Köhler, G.Fischer-Verlag)

Weiterhin interessieren wir uns verstärkt für die **Konstitution** des Patienten, sowohl in physischer wie in psychischer Hinsicht. Daraus leitet sich nach der 5-Elementen-Lehre die organbezogene Lokalisation der Behandlung ab.

Zum Schluß ist noch der **Auslöser** von Bedeutung, der das Spezifische des Krankheitsverlaufs bestimmt. Der Auslöser darf allerdings nicht mit der Ursache verwechselt werden, wie das leider bei den Allergien immer wieder geschieht. Diese sind immer nur das äußerlich sichtbare Symptom für eine schwere Schädigung des Terrains, wie die Mykosen bzw. Darmdysbiosen!

Wie aus Abb. 2 zu ersehen ist, gehen dem eigentlichen Krankheitsausbruch sehr viele andere Belastungen voraus und bahnen damit überhaupt erst den Weg, schaffen also die Disposition.

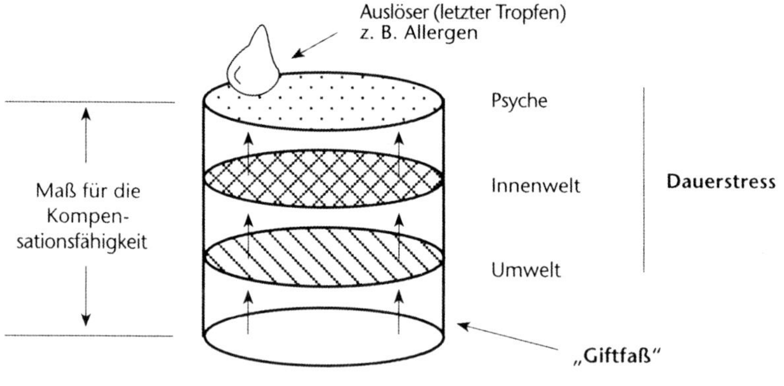

Abb. 2: Auslöser und Krankheitsursache (aus: „Biophysikalische Informations-Therapie", B.Köhler, G.Fischer-Verlag)

Alle 4 Punkte stellen die Ganzheitliche Diagnose dar und werden in ein umfassendes Therapiekonzept eingebunden, das folgende Forderungen klar erfüllt:

Es muß
1. leicht erlernbar und leicht anwendbar sein
2. ökonomisch sein in zeitlicher und finanzieller Hinsicht
3. grundlegende Heilungsvorgänge in Gang setzen
4. anderen Therapieformen überlegen sein.

Würde Punkt 4 nicht zutreffen, bräuchten wir uns jetzt an dieser Stelle nicht mit diesem Konzept zu befassen.

Was ist nun das Besondere daran?

Es handelt sich hier um ein klar definiertes Therapieschema, das auf alle Krankheitsbilder in gleicher Weise angewendet werden kann, trotzdem aber höchst individuell arbeitet.

Das bedeutet für den Therapeuten und die Helferin, daß es kein sich Verzetteln gibt. Jeder weiß genau, was er bei den verschiedenen schwerkranken Patienten zu tun hat. Dadurch entsteht eine wohltuende Sicherheit, aber auch Routine, die die Arbeitsabläufe effektiv und zuverlässig gestaltet.

2.3. Praktische Durchführung

Jeder Patient wird in der üblichen Weise gründlich befragt und untersucht, wobei folgendes Flußdiagramm als Checkliste dienen kann.

Flußdiagramm zur Findung der ganzheitlichen Diagnose

Wichtig!	Erster Eindruck vom Patienten (wie „wirkt" er auf mich) sich ganz zurücknehmen (Intuition)
Leitsymptom	Grund der Konsultation
Dauerstreß	Anamnese (sehr gründlich, Ursache meist multifaktoriell)
gezielt nachfragen	• schwer verlaufene Krankheiten • Impfreaktionen • Operationsnarben (Tonsillektomie, Appendektomie etc.) • Infekte, die antibiotisch behandelt wurden • Ernährungsgewohnheiten • Hinweise auf Allergien • soziales Umfeld, Sorgen, Nöte
Auslöser	wann und unter welchen Umständen hat alles angefangen?

Konstitution	psych. Korrelat in Streßsituationen erfragen (5Elemente) Konstitutionellen Schwachpunkt (KSP) austesten
Untersuchung	Zahnstatus Racheninspektion Hautfeuchte Schilddrüse Pulsqualität RR-Seitendifferenzen Nierenlager McBurney Adnexe etc.
klassisch	Blut- und Urinstatus, Röntgen, Sonografie, Endoskopie etc.
energetisch	SEG, DFM, Decoder, Kirlian, EAV, Vegatest

Aus all den ermittelten Befunden erhalten wir die 4 Punkte unserer ganzheitlichen Diagnose, sowie eine Auflistung der verschiedenen Dauerstreßfaktoren, die wir hierarchisieren müssen (siehe dort). Diese ergeben sich z.T. aus der Anamnese, z.T. aber auch aus den Untersuchungsergebnissen.

Sehr oft fördert die körperliche Untersuchung Herdbelastungen zu Tage, die nicht bekannt oder bewußt waren, z.B. chron. Tonsillitis, chron. Sinusitis, chron. Appendizitis, chron. Gallenerkrankung usw.

Deshalb sollten die klassischen Untersuchungen, die für die alten Ärzte die einzige Untersuchungsmöglichkeit überhaupt waren und die sie deshalb bestens beherrscht hatten, sehr genau und gewissenhaft durchgeführt werden. So paradox das klingen mag, aber sie bringen oftmals mehr Aufschluß als eine Röntgenaufnahme oder ein CT.

Die einzige sinnvolle Antwort auf die ständig zunehmende Umweltbelastung ist die Stärkung und Unterstützung der Konstitution und damit des Abwehrsystems, damit der Patient diesem multifaktoriellen Dauerstreß besser Paroli bieten kann.

Voraussetzung für die **Konstitutionstherapie** ist die Ermittlung des konstitutionellen Schwachpunktes (KSP). Dazu wird die Erweiterte 5-Elementen-Lehre angewandt. (Vergleiche dazu Kap. 5-Elementen-Lehre im BIT-Buch des Autors).

Als praktisches Hilfsmittel kann die farbige Plastikdrehscheibe verwendet werden.

◆◆◆ Das *praktische Vorgehen* sieht so aus:

Auf der Scheibe wird zunächst das Leitsymptom eingeordnet. Man sucht es jeweils in dem äußeren Rahmen eines Elementes, links oder rechts, je nach Körperseite, oder auch oben drüber, also immer *außerhalb* des dick umrandeten Feldes. Hier handelt es sich um das *gestörte Element.*

Um die Zuordnung sicherer zu machen, werden nun weitere Symptome abgefragt, die in dem Rahmen aufgelistet sind. Dazu gehören Gelenke, Wirbelsäulenabschnitte, bestimmte Nasennebenhöhlen, bestimmte Tonsillen, Sinnesorgane, Zähne und Organbereiche.

Wenn alles paßt und damit das gestörte Element feststeht, wird die kleine Drehscheibe in der Mitte auf dieses Element gestellt. Darauf kann man ablesen, wo das *störende Element* zu suchen ist. Bei chronischen Erkrankungen (um die es in der Regel geht) im Uhrzeigersinn ein oder zwei Elemente weiter rechts, bei akuten Erkrankungen im Gegenuhrzeigersinn.

Es verbleiben also noch zwei Elemente zur Auswahl. Diese werden nun mit dem psychischen Korrelat genauer bestimmt.

Nach Zuordnung der 5-Elementen-Lehre bedeuten

Freude, Streß, Furcht	→	Feuer-Element (He,KS,Dü,3-E)
Grübeln, Sorge, Mitleid	→	Erde-Element (MiPa,Ma)
Trauer, Resignation	→	Metall-Element (Lu,Di)
Existenzangst	→	Wasser-Element (Ni,Bl)
Ärger, Wut, Aggression	→	Holz-Element (Ga,Le)

Der Patient wird aufgefordert, sich in eine für ihn sehr belastende Situation zu versetzen, um sich vorzustellen, wie er auf Ärger o.ä. reagieren würde. Dazu werden ihm die links o.a. Möglichkeiten vorgestellt. Hat er sich für eine dieser Reaktionsweisen entschieden, wird nun weiter abgefragt im Bereich der blauen Symptome (YIN) unterhalb, oder im Bereich der roten Symptome (YANG) oberhalb des psychischen Korrelats. Damit wird klar, ob es sich um eine YIN- oder YANG-Störung handelt.

Der KSP liegt somit fest und bleibt es gewöhnlich ein Leben lang. Dieser sollte deshalb dick in der Karte vermerkt werden.

Um ganz sicher zu gehen, empfiehlt es sich, das Resultat durch einen energetischen Test zu überprüfen.

◆◆◆ Das *praktische Vorgehen* sieht so aus:

Der Patient wird zunächst auf Testfähigkeit überprüft (cave switching!). Dann erfolgt Streßprovokation durch Berühren seines Leitsymptomes. Der Muskel muß jetzt deutlich schwach testen (sonst Leitsymptom überprüfen!).

Der YIN- oder YANG-Partner wird über den Test bestätigt (z.B. Lunge oder Dickdarm).

Nun weist der Tester (!) mit seiner Hand auf den KSP und sagt beispielsweise laut: „Ich stärke die Lunge". Wenn es tatsächlich der richtige KSP ist, dann wird nun der Muskel maximal stark testen. Es erfolgt die Gegenprobe. Der Tester sagt laut: „Ich schwäche die Lunge". Der Muskel muß nun eindeutig wieder schwach testen. Das gleiche wird am Dickdarm durchgeführt.

Bei Organen, die nicht dem KSP entsprechen, ändert sich nichts an der Muskelkraft.

Gleich zu Anfang sollte ausgetestet werden, ob das angegebene Leitsymptom auch wirklich den vermuteten Maximalstreß für den Organismus bedeutet (das Ventil, durch das auf der Körperebene Entlastung erfolgen kann).

Wegen den gedanklichen Schwierigkeiten, die uns die 5-Elementen-Lehre gewöhnlich bereitet, da wir das senkrechte Denken der Asiaten nicht gewohnt sind, folgen hier einige **Übungsbeispiele**.

1. Eine engagierte Lehrerin klagt über Bluthochdruck seit über 10 Jahren. Da es in den letzten Monaten aber zu einem weiteren Anstieg der Werte gekommen ist (häufig 180/110), wurden ihr Betablocker verordnet. Sie sucht nun den naturheilkundigen Arzt auf, da sie auf Dauer keine Medikamente nehmen möchte.

Wir finden die Hypertonie (als Ausnahme) in den roten YANG-Symptomen des Feuer-Elementes. Diese Patientin hat zusätzlich noch Ohrgeräusche und unreine Gesichtshaut.

Das *gestörte Element* ist Feuer. Von dort schauen wir nach rechts auf Erde oder Metall. Das psychische Korrelat wird eindeutig mit Grübeln angegeben. Das *störende Element* ist also Erde.

Nun werden die roten YANG- bzw. blauen YIN-Symptome abgefragt. Es zeigt sich, daß es sich um eine YIN-Störung handelt, da die Patientin eher müde ist, Augensäcke hat und dyspeptisch ist.

Der KSP ist also MiPa, was durch den Test überprüft wird (hier war es die Milz).

Weil von hier zu viel pathologische YIN-Energie kommt, müssen wir therapeutisch den YANG-Partner stärken, also den Magen.

2. Ein Sportler hat Meniscusprobleme und soll operiert werden. Vorher wollte er aber nochmals den Rat eines anderen Arztes einholen. Er klagte über stechende Schmerzen im Bereich des Innenmeniskus mit der typischen Schmerzsymptomatik.

Wir finden das Leitsymptom *Knieschmerzen* innen im Holzelement. Beim Abfragen weiterer Symptome gibt der Patient eine nachlassende Sehschärfe an, außerdem auch geringere Leistung beim Sport (Muskeln). Das *gestörte Element* ist damit gefunden, es ist Holz.

Da es chronisch ist, suchen wir rechts im Uhrzeigersinn. Es kommen Feuerelement oder Erde in Frage. Dieser Sportler ist sehr ehrgeizig, setzt sich selbst unter Streß. Das spricht für das Feuerelement. Beim Abfragen der YANG- oder YIN-Symptome zeigt sich, daß er zu Tachykardie neigt und zu Durchfällen.

Das *störende Element* ist also Feuer, und es liegt eine YANG-Störung vor. Der kinesiologische Test bestätigt den Dünndarm.

Weil von hier zu viel pathologische YANG-Energie kommt, müssen wir therapeutisch das Herz stärken (den YIN-Partner).

3. Eine Patientin klagt über diffusen Haarausfall seit Monaten. Wir finden die Kopfhaare im Wasserelement. Auf Befragen gibt sie noch häufigen Stirnkopfschmerz (bei Sinusitis frontalis) an und eine Reizblase. Damit steht fest, das *gestörte Element* ist Wasser.

Da es sich um chronischen Haarausfall handelt, suchen wir im Holz- oder Feuerelement. Als psychisches Korrelat gibt sie ein oftmals unbeherrschtes Verhalten an. Sie gerät leicht in Wut und läßt diese auch raus.

Damit steht das *störende Element* fest. Es ist Holz.

Da die Patientin eher schreckhaft und gehemmt ist, handelt es sich um eine YIN-Störung.

Der Test bestätigt den KSP Leber.

Da von der Leber zu viel pathologische YIN-Energie ausgeht, würden wir therapeutisch die Gallenblase stärken (den YANG-Partner).

4. Bei einer Patientin besteht seit Jahren unerfüllter Kinderwunsch. Zusätzlich klagt sie über Schilddrüsenprobleme und fibrocystische Mammaveränderungen. Damit steht als *gestörtes Element* Erde fest.

Wir schauen bei dieser chronischen Störung ein bis zwei Elemente weiter nach rechts. Es könnte Metall oder Wasser in Frage kommen. Die Patientin klagt über unbestimmte, tiefsitzende Ängste. Damit steht als *störendes Element* das Wasserelement fest. Auf Befragen gibt sie Nervosität, Globusgefühl, trockene Schleimhäute und häufige Nackenschmerzen an.

Es liegt also eine YANG-Störung der Blase vor, was kinesiologisch als KSP bestätigt wird.

Da von dort zu viel pathologische YANG-Energie ausgeht, werden wir therapeutisch die Niere stärken.

5. Ein Patient muß sich für oder gegen eine Hüftoperation entscheiden. Er soll wegen einer fortgeschrittenen Coxarthrose eine TEP bekommen.

Das Leitsymptom finden wir im Holzelement. Zusätzlich gibt er rezidivierende Zahnschmerzen im Bereich der oberen 3er an und stark brüchige Nägel. Seit Jahren braucht er eine starke Brille. Das *gestörte Element* Holz steht somit fest.

Wegen der chronischen Erkrankung suchen wir im Feuer- oder Erde-Element. Dieser Patient ist Bauunternehmer (Straßen- und Autobahnbau) mit einer großen Verantwortung und sehr vielen Sorgen. Dieser ruhige, fast unscheinbare Mann macht alle seine Probleme mit sich selbst aus, was ihm oftmals schlaflose Nächte bereitet. Er leidet sogar zeitweise unter Depressionen, unter Zwängen, Unzufriedenheit und außerdem unter Mundtrockenheit.

Damit liegt das *störende Element* Erde fest, und zwar handelt es sich um eine YANG-Störung.

Der Test bestätigt den Magen als KSP.

Da von dort zu viel pathologische YANG-Energie ausgeht, müssen wir therapeutisch MiPa stärken.

Die Behandlung erfolgt im Rahmen der KSET (siehe dort).

Die ***multifaktoriellen Dauerstreßfaktoren*** werden ebenfalls anamnestisch erfragt und dann nachgetestet. Dabei muß hier eine Hierarchie aufgestellt werden (Priorität) von schwerwiegenden bis zu weniger bedeutsamen Dauerbelastungen.

Psychische Belastungen sind immer als gravierend und schwerwiegend zu betrachten. Um hier detaillierte Aufschlüsse zu bekommen, eignet sich ausgezeichnet der Lüscher-Test.

Somatisch sind **Schwermetallbelastungen** vordergründig zu sehen, da sie die Matrix in erheblicher Weise blockieren können. Aber auch **Impfschäden, Umweltgifte,** und **geopathische Belastungen** stehen an vorderster Stelle.

Erst nach Stabilisierung des Immunsystems durch den bereits erfolgten Dauerstreßabbau dieser Faktoren, sollten **virale oder bakterielle Belastungen** mit Nosoden angegangen werden.

Zum Schluß kommen die **Störfelder,** da der Organismus hierfür ein großes Heilungspotential braucht, was erst aufgebaut werden muß. Deshalb steht die Stärkung der Konstitution auch immer an erster Stelle.

Der ***Auslöser*** (wann und unter welchen Umständen hat alles angefangen?) läßt sich entweder ebenfalls erfragen oder er muß ausgetestet werden, wenn es sich hier um Allergene handelt. Dieser bestimmt die *Art* der Erkrankung, welche die Heilreaktion darstellt. Er darf nicht als zufälliges Ereignis betrachtet werden, sondern er hat eine Bedeutung. Die Erkrankung hat auch die Funktion einer Botschaft, die zur Besinnung, zur Umkehr mahnen soll. Hier spielt in hohem Maße der sog. Zeitgeist mit hinein, da nichts zufällig geschieht.

2.4. Therapieschema

Damit hätten wir nun alle notwendigen Voraussetzungen erfüllt, um in das Konzept einzusteigen.

Nun wird das Therapieschema aufgestellt, das sich nach den Möglichkeiten und der Geräteausrüstung der Praxis richtet (Vergl. Kap.1.3)

Dieses besteht in

2.4.1. Stoffwechselausgleich

2.4.2. Matrix-Regenerations-Therapie

2.4.3. Konstitutionsstärkung

2.4.4. Dauerstreßabbau

2.4.5. Auslöser verträglich machen

2.4.1. Stoffwechsel-Test und -Therapieverfahren (STT)

Die individuellen Möglichkeiten der Reizverarbeitung, der *Regulation,* werden beim Organismus als Kompensationfähigkeit bezeichnet, welche *von der vorherrschenden Stoffwechsellage* bestimmt wird.

Als ersten Punkt des ganzheitlichen Therapiekonzeptes wird nun die direkte Korrektur der entgleisten Stoffwechselsituation durchgeführt. Dies dient auch der Stärkung der Konstitution, was ein ständiges Anliegen ist.

Aus diesem Grunde kommt gleich am Anfang (schon bei der ersten Konsultation) das Stoffwechsel-Test und -Therapiegerät (VEGA-STT) zum Einsatz, das auf der Dreikomponenten-Theorie von Schole basiert.

Damit wird die Stoffwechselsituation ausgetestet, deren Entgleisung das Krankheitsbild bestimmt hat und nun eine Heilung verhindert. Zur Messung werden energetische Testverfahren vorgeschaltet (Vegatest, EAV, Kinesiologie, Biotensor, RAC), bei denen allerdings vorausgesetzt werden sollte, daß sie beherrscht werden. Es wird auf Zustimmung getestet.

◆◆◆ Das *praktische Vorgehen* sieht so aus:

Zunächst sollte klar sein, wo und was gemessen werden soll. Nach Möglichkeit sollte immer organbezogen gemessen werden, indem der Patient diesen Bereich mit einer Hand berührt. Der Allgemeinstoffwechsel interessiert nur bei Hypertonie, dem Pykniker (nachdem die meist anabole Leber gemessen wurde), bzw. bei Vorsorgeuntersuchungen, wenn kein Symptom vorliegt, da es sich hier um einen Summationsstoffwechsel handelt.

Das Gerät wird eingeschaltet und der Drehknopf senkrecht, also auf Null gestellt. Bei Verwendung von EAV, Vegatest oder Kinesiologie wird nun auf +45 Grad anabol gestellt und auf Zustimmung getestet, danach auf -45 Grad katabol und die Prozedur wiederholt.

Kam es auf einer Seite zu einem Zeigerabfall (Vegatest) oder einer Meßwertverbesserung (EAV), bzw. zu einer Stärkung des Indikatormuskels, während der Patient das streßerzeugende Leitsymptom berührt, auf das er die Testelektrode hält (Kinesiologie), dann ist bereits die Entscheidung gefallen, ob es sich um eine anabole oder katabole Stoffwechsellage handelt.

Daraufhin wird auf diese Seite zurückgedreht und durch leichtes Hin- und Herdrehen der optimalste Meßwert mit der stärksten Resonanz gesucht.

Zu beachten ist, daß der Patient beim Test mit dem Biotensor **keine** Elektrode in der Hand hält! Hier wird bei Null begonnen und langsam unter stetiger Kontrolle des Biotensors nach links (anabol) gedreht. Tritt keine Resonanz auf (Umschlag von der Senkrechten in die Waagerechte), wird die katabole Seite abgefahren. Auch hier wird durch langsames Hin- und Herdrehen der stärkste Ausschlag ermittelt.

Das Testergebnis führt auch zu gezielten Diätempfehlungen, die den Heilungsprozeß unterstützen können. Eine permanent katabole Stoffwechsellage (Herz-Kreislauf-Erkrankungen, chronische Entzündungen bis hin zum Krebs) verlangt nach einer kohlehydratarmen Ernährung, die permanent anabole Abweichung (rheumat. Erkrankungen, Asthma, MS usw.) eine rein vegetarische Kost.

Die Ergebnisse werden in ein spezielles Meßblatt eingetragen, das wie ein Barometer den Therapieverlauf begleitet. Die Stoffwechselabweichungen werden jedesmal gleich korrigiert, so daß der Patient damit auch für weitere Therapieschritte vorbereitet wird. Dazu bekommt er die Therapieelektrode unter die Hand gelegt, die er beim Test auf sein Leitsymptom gehalten hat. Therapiedauer beträgt etwa 3 Minuten. Danach erfolgt der Nachtest, bei dem er erneut eine Hand auf sein Leitsymptom legt (ohne Elektrode). Es sollte nun bei 0 Grad die gewünschte Resonanz auftreten.

Bei einer ausgeglichenen Stoffwechsellage kann er viel besser auf alle Folgetherapien reagieren, was die Effizienz erhöht und die Behandlungszeiten abkürzt. Sehr häufig spürt der Patient diese Stoffwechselumstellung sofort als sehr angenehm, was die Compliance erhöht und das Vertrauen in die energetischen Therapieformen festigt.

Wer energetische Übersichtsmessungen durchführt (Decoder, SEG, DFM), kann am Energieprofil verfolgen, wie diese Behandlungsformen wirken. Das Ziel jeder dieser Basisbehandlungen ist immer, eine möglichst gute Ausgangsposition für weitere gezielte Therapieschritte zu erreichen (höheres Energieniveau), damit diese z.T. durchaus belastenden Folgeschritte besser und effektiver ausreguliert werden können.

Eine ganz besondere Form der Anwendung des STT-Gerätes stellt die Möglichkeit dar, ***schwere seelische Schocks*** zu behandeln, die in der Vergangenheit zu starken Stoffwechselbelastungen geführt haben, die sich bis in die Gegenwart auswirken.

Diese sind Ansatzpunkt der Psychoanalyse, werden aber bekanntermaßen nur unter sehr hohem zeitlichen Aufwand eruiert und gelöst.

Mit dem STT haben wir eine Möglichkeit, schnell und anhaltend *eine Entkopplung von Soma und Psyche* zu erreichen, um damit Blockaden zu lösen, die auf solchen Dauerbelastungen beruhen.

◆◆◆ Das ***praktische Vorgehen*** sieht so aus:

Zunächst wird eine ausführliche Anamnese in Hinblick auf Schockerlebnisse durchgeführt, wobei das Geburtstrauma das erste sein kann.

Dann wird das STT auf +90 Grad (anabol) gestellt. Der Patient soll sich nun intensiv auf das Ereignis konzentrieren (frühe Kindheitserlebnisse werden über die Zeit aufgerufen, z.B. „Wir haben heute den 16.März 1956") und dabei die Augen schließen. Während er das Bild intensiv und mit voller Konzentration vor Augen hat, testen wir auf Zustimmung. Je nach Meßmethode sollte nun ein waagerechter Ausschlag (Biotensor), ein starker Zeigerabfall (Vegatest) oder der Wert 50 (EAV) festzustellen sein.

Trifft dies zu, bekommt der Patient die Therapieelektrode in die Hand und konzentriert sich weiter auf das Ereignis. Erst wenn das Bild vor seinen Augen verschwimmt, wird nachgemessen. Das kann hier bis zu 20 Minuten dauern. Deshalb nicht zu früh abbrechen!

Die Nachmessung sollte 0 Grad ergeben. Bei einer späteren Kontrolle sollte sich das Ereignis nicht mehr aufrufen lassen. Meist gelingt es den Patienten dann, viel freier und offener über solche

Schockerlebnisse zu reden, wodurch die Möglichkeit zur Verarbeitung wesentlich verbessert wurde.

Kontraindikationen keine

Abrechnung für STT incl.Vor- und Nachtest 40,- DM

2.4.2. Matrix-Regenerations-Therapie (MRT)

Am Anfang steht immer eine gründliche Basisentgiftung mit gleichzeitiger Immunmodulation. Die Hauptarbeit bei der Entgiftung wird dabei durch die Matrix-Regenerations-Therapie (MRT) geleistet. Diese hochwirksame Therapie weist folgende Merkmale auf (Vergl. hierzu Kap. 1.5.).

Sie stellt eine Kombination synergistisch wirkender Einzelkomponenten dar, die in einem Arbeitsgang angewendet werden. Dabei erfolgt

1. **intensive Giftabsaugung** durch die petechiale Saugmassage
2. **Gewebeumpolung** durch schwachen Gleichstrom
3. **Neutralisierung** pathologischer Frequenzmuster durch die Biophysikalische Informations-Therapie.

Dadurch wirkt diese Behandlungsform regenerierend auf das weiche Bindegewebe (Matrix, Pischingerraum), entschlackend und entgiftend, immunmodulatorisch und dadurch antiallergisch, lymphaktivierend, hämatopoesefördernd, durchblutungsfördernd, anregend auf alle inneren Organe, sowie stoffwechselaktivierend.

◆◆◆ Das *praktische Vorgehen* sieht so aus:

Der Patient liegt auf dem Bauch (auf der Gegenelektrode für den Gleichstrom). In besonderen Fällen kann aber auch im Sitzen behandelt werden.

An den Händen und Füßen werden Klammerelektroden befestigt.

Als erstes wird eine Kiblerfalte beidseits entlang des Blasenmeridians abgerollt, um das Ausmaß der gelotischen Veränderungen festzustellen. Dies ist meist an einigen Stellen sehr schmerzhaft, wodurch sich diagnostische Hinweise auf Störfelder ergeben.

Das Gerät hat zwei Wahlmöglichkeiten für „Entzündung" und „Degeneration", die je nach Ausgangslage vorgewählt werden. Die Saugstärke wird am Anfang etwas schwächer eingestellt, da das belastete Gewebe oft sehr empfindlich ist.

Jedes Mal muß ein neuer Filter eingesetzt werden! Die Saugpumpe sollte außerdem möglichst weit weg vom MRT-Gerät stehen.

Zunächst wird die rechte Seite behandelt (am Gerät vorwählen), indem der Saugkopf auf der Wirbelsäule aufgesetzt und, nachdem er sich festgesaugt hat (Pumpgeräusch wird leiser), langsam (!) leicht schräg nach außen bis hin zur Seite gezogen wird (dort etwas schneller, tut manchmal weh). Begonnen wird in Höhe des 7. HWK. Der Patient dreht dabei den Kopf nach rechts.

Die Streifen werden ganz dicht nebeneinander gelegt. Nach einem Durchgang wird die Pumpe abgeschaltet und der Vorgang nochmals Streifen für Streifen (langsam!) ohne Saugen wiederholt. Dabei wird auch die HWS bis zum Haaransatz mitbehandelt.

Danach wird die linke Seite in gleicher Weise behandelt, wobei der Patient den Kopf nach links dreht.

Am Schluß wird mit der 4-fach Rolle ganz langsam der Blasenmeridian von oben nach unten abgerollt, 3x für die linke Seite, 3x für die rechte Seite, wobei dann umgeschaltet wird.

Jetzt wird die Kiblerfalte erneut abgerollt, was nun sehr leicht und ohne Schmerzen möglich sein sollte.

Zum Abschluß wird der Rücken großzügig mit Heparin-Gel eingerieben, das die Regeneration der Matrix fördert.

Bei Patienten mit Gelenkproblem (z.B. Arthrose) werden diese Stellen anschließend behandelt. Andere Indikationen, z.B. chronische Hepatitis, erfordern ebenfalls die Vorbehandlung am Rücken. Danach dreht sich der Patient um, und es wird die Leberzone vorn behandelt (Bauchmitte nach außen).

Da die Behandlung einfach anzuwenden ist und üblicherweise von der Helferin ausgeführt wird, hat sie im Praxisablauf eine Sonderstellung mit einer besonders guten Kosten-Nutzen-Relation.

Die MRT ist in unserem Giftzeitalter das NON-PLUS-ULTRA und aus keiner ganzheitlichen Praxis mehr wegzudenken. Die Notwendigkeit einer solchen Behandlung wird sich in der Zukunft noch viel öfter stellen, da unsere Patienten in immer stärkerem Maße mit Toxinen und Schlacken belastet sind. Dies trifft bereits auf sehr junge Patienten, bis hin zu Kleinkindern zu.

Es werden üblicherweise erst einmal 6 Behandlungen im Wochenabstand veranschlagt. Je nach Ausgangssituation des Patienten muß entweder erst die dadurch eintretende Verbesserung des Allgemeinzustandes abgewartet oder es kann bereits parallel mit anderen Methoden behandelt werden.

In das ganzheitliche Konzept fügen sich auch andere naturheilkundliche Verfahren sehr gut ein. Dazu gehört die Symbioselenkung mit gründlicher Darmsanierung durch entsprechende Präparate ebenso wie die Colonhydrotherapie.

Jede Behandlung mit der BIT, und sei sie auch noch so sanft, führt zu einem Input in das offene Fließgleichgewicht des Organismus, der ausreguliert werden muß. Das erfordert eine noch vorhandene Regulationsfähigkeit. Diese ist in fortgeschrittenen Fällen aber oftmals nicht mehr vorhanden, weshalb hier sehr vorsichtig agiert werden muß. Die MRT bewirkt durch ihr umfassendes Konzept initial eine Lösung von Blockaden und schafft dadurch die Voraussetzungen für eine verbesserte Regulation.

Nach neueren Forschungen (H. Heine) hat sich gezeigt, daß Psychodauerstreß zu nachweisbaren Veränderungen in der Matrix führt. Es wird vermehrt Kollagen Typ A1 gebildet, das zu einer Verhärtung und Voralterung führt (Gelosen), die genau das Psychomuster wiederspiegelt (seelische Narben).

Auch wenn das ursprünglich krankmachende Problem eines Tages gelöst ist, kann der Krankheitsprozeß durch diese Veränderungen, die als Störfelder wirksam sind, unterhalten werden.

Die MRT beseitigt diese Gelosen restlos und schafft damit überhaupt erst die Voraussetzung für eine anhaltende Heilung. Deshalb kommt es sehr oft unter dieser Behandlung zu psychischen Reaktionen, die sich in verstärkten Träumen oder sofortigen Gefühlsausbrüchen äußern.

Kontraindikationen Schwangerschaft, akute Psychosen

Abrechnung für MRT 140,- DM incl. Material.

Gleichfeld-Umpolungs-Therapie (GUT).

Dies ist eine besondere Behandlung, die mit dem MRT-Gerät durchgeführt werden kann. Nach den Erkenntnissen von O. Becker steht heute fest, daß wir ein duales Nervensystem haben, das einmal in der bekannten Weise Informationen überträgt, zusätzlich jedoch eine weitere Art der Steuerung beinhaltet, die sehr archaisch ist und schon bei niederen Lebewesen wie dem Regenwurm vorkommt. Es handelt sich dabei um das analoge Gleichstromsystem, das die Gewebsregeneration, bzw. die Umschaltung zu Wachstumsstop steuert.

Die Polung für Regeneration ist Minus an der Stirn, Händen und Füßen, alles andere ist Plus.

Da das MRT auch mit Gleichstrom arbeitet, kann es entsprechend umfunktioniert werden.

◆◆◆ Das praktische Vorgehen sieht so aus:

Es wird vom Therapiekopf die vordere Rolle abgezogen und ein Bananensteckerkabel in eines der Löcher gesteckt. Das Ende wird mit einer Silberelektrode verbunden, die an die Stirn geklebt wird.

Die Gegenelektrode (Bauchelektrode) wird in den Nacken gehalten. Das Gerät wird auf „Entzündung" geschaltet.

Kinesiologisch wird nun ausgetestet, ob es zu einer Stärkung des Indikatormuskels kommt (unter Streßprovokation), wenn das MRT-Gerät eingeschaltet wird. Ist dies der Fall, liegt eine Umpolung vor, die gleich behandelt wird, indem das Gerät für 3-5 Minuten in dieser Weise angewandt wird. Dies kann wöchentlich wiederholt werden.

Hatte sich jedoch keine Verbesserung ergeben, dann war der Patient richtig herum gepolt und braucht keine solche Therapie (ist eher selten!).

Kontraindikationen keine

Abrechnung für die GUT incl. Vor- und Nachtest 30,- DM

2.4.3. Konstitutionstherapie

Die Stärkung der Konstitution setzt voraus, daß der Patient zunächst in seiner gesamten Persönlichkeit und seinem Umfeld erfaßt wird. Dazu sind Überlegungen notwendig, die im Buch des Autors über die BIT ausführlich beschrieben und dort nachzulesen sind.

Die Anwendung der 5-Elementen-Lehre ist Voraussetzung dafür, daß die folgenden Therapieverfahren angewandt werden können. Dazu gehören die KSET und die KKT.

Konstitutionelle Stress-Entlastungs-Therapie (KSET)

Hierbei wird der Patient unter den Streß seines Leitsymptoms gesetzt, was zu einer verstärkten Emission pathologischer Frequenzen führt. Dieses Frequenzmuster wird dann überlagert durch physiologische Frequenzen, die in ihrer Intensität angeregt werden. Dies geschieht durch die energetische Stärkung des konstitutionellen Schwachpunktes (KSP) mit ausgesuchten Farb-, Ton- oder Edelsteinfrequenzen. Der Patient kann auf diese Weise den projizierten Streß seiner Krankheit besser kompensieren. Zur Vorbereitung für diese Therapie wird mit gutem Erfolg ein Ausgleich der Chakren durchgeführt.

◆◆◆ Das *praktische Vorgehen* sieht so aus:

Bei jeder Behandlung wird zunächst getestet, wie stark der Streß ist, der durch Berühren des Leitsymptoms auftritt. Nach Abschluß der Therapie wird nachgetestet. Der Streß sollte nun nicht mehr auslösbar sein. Dies sollte man sich zur Regel machen, um eine Therapiekontrolle für jede Behandlung zu haben.

Bei der KSET werden zunächst die Chakren getestet. Dazu sollte der Patient auf einem Hocker, besser noch auf einem Balancestuhl sitzen. Mit einer Hand wird auf die Chakren gedeutet (von unten beim 1. Chakra beginnend), ohne diese zu berühren und kinesiologisch oder mit Biotensor getestet. Es können auch Testampullen und Vegatest oder EAV eingesetzt werden.

Man sieht nun deutlich, welche Chakren besonders gestört sind und welche weniger. An Hand der Tabelle im BIT-Buch kann nun nachgesehen werden, welche Hormondrüsen und welche inneren Organe davon betroffen sind.

Diese Chakren werden länger (u.U. bis 5 Minuten) behandelt, die anderen nur ganz kurz (unter 1 Minute). Der Patient sollte während der Behandlung ganz gerade sitzen!

Im Anschluß wird nachgetestet. Es sollten alle ausgeglichen sein.

Nun berührt der Patient sein Leitsymptom. Der KSP ist inzwischen bekannt und testmäßig bestätigt worden. Dieser wird nun als Organ mit [dem Magnetstrahler] den Magnetsonden des Audiocolor (oder Multicom) mit seiner *anregenden* Farbe ca. 5 Minuten gestärkt. Danach wird der zugehörige Meridian 1-3 Minuten mit der gleichen Farbe am Terminalpunkt tonisiert.

Mit Vegaselect, Bicom oder Mora wird die Organstärkung so durchgeführt, daß über Hände oder Füße die Frequenzen des Gesamtorganismus abgenommen und dann auf den KSP geleitet werden (ebenfalls 5 Minuten). Die Einstellung ist: alle Frequenzen, nicht invertiert, evtl. leicht verstärken. Es können anregende Zusatzfrequenzen wie beim Grundprogramm (VEGA) zugeschaltet werden.

Die Meridiantonisierung muß nun allerdings direkt an den entsprechenden Tonisierungspunkten erfolgen (Siehe Anhang) über ebenfalls 1-3 Minuten (beidseits).

Zeigt der Nachtest (s.o.), daß der Ausgleich noch nicht eingetreten ist, müssen weitere Schritte, so wie sie im BIT-Buch beschrieben sind folgen. Dazu gehört die Mutter-Sohn-Regel, die Oppositions-Regel u.a.

Die KSET wird zunächst 1x wöchentlich, später zur Auffrischung 1x im Monat durchgeführt.

Kontraindikationen keine

Abrechnung für Chakra-, Organ- und Meridiantherapie 80,- DM

Kombinierte Konstitutions-Therapie (KKT)

Eine weitere wertvolle Methode zur Anhebung des Energieniveaus ist die KKT, wobei hier auf energetischem Weg das Frequenzmuster des individuellen Simile vom Organismus selbst produziert wird.

Dazu geht man von der Überlegung aus, daß jeder Mensch einen mehr oder weniger stark ausgeprägten genetischen Schwachpunkt hat (KSP), durch welchen es in Belastungssituationen zu einer falschen Streßverarbeitung kommt. Gelingt es, dieses Programm zu reparieren, bedeutet dies eine enorme Steigerung der Belastbarkeit und dadurch eine stark verringerte Krankheitsanfälligkeit.

Es geht bei der KKT um die Herstellung der „Reparaturtropfen", die eine Konstitutionsstärkung bewirken.

Dazu eignet sich am besten das MRT-Gerät in Kombination mit dem VEGASELECT. Es funktioniert aber ebenfalls, wenn auch etwas umständlicher, mit MORA oder BICOM.

Der Patient berührt sein Leitsymptom und setzt sich damit unter Streß. Sein KSP gibt nun eine falsche Streßantwort, welche vom BIT-Gerät (Vegaselect, Mora, Bicom) über Eingangselektroden abgenommen wird.

Dieses Frequenzmuster wird nun einem gesunden Körperbereich (auf der Gegenseite) zur Reaktion angeboten, woraufhin von dort die Kompensationsschwingung produziert wird. Diese wird auf Kochsalzlösung (oder eine SI-Card) übertragen.

Das hier erhaltene Simile ist sozusagen das Reparaturprogramm für konstitutionsbedingte Krankheiten, ganz gleich welcher Art. Und das sind sehr viele. Das macht diese Methode so wertvoll.

Die dabei hergestellten Tropfen werden vom Patienten in Belastungssituationen oder zur Therapieunterstützung auch zu Hause eingenommen.

◆◆◆ Das praktische Vorgehen sieht so aus:

Zuerst muß der KSP nach der 5-Elementen-Lehre bestimmt werden. Dann werden die Handelektroden des MRT-Gerätes an der

Mitte der (gesunden!) Unterarme, mit der Metallplatte nach innen, angeklammert. Nun werden die Ausgangselektroden des Vegaselects knapp oberhalb und unterhalb davon, auf dem Unterarm der gesunden Körperseite angeklebt. Die Eingangselektroden werden auf den KSP geklebt. Im Ausgangsbecher des MRT (!) wird ein Fläschchen mit physiologischer Kochsalzlösung plaziert (vergl. Arbeitsschema).

Arbeitsschema KKT mit Vegaselect und MRT

1. **Leitsymptom erfragen und nachtesten**
2. **Konstitutionellen Schwachpunkt (KSP) über 5-Elemente ermitteln (= störendes Element)**
3. **Eingangselektroden (Silber) auf KSP kleben**
4. **die Handelektroden vom MRT an beide Unterarme symmetrisch anklemmen, Ausgangselektroden des Vegaselect (Silber) proximal und distal davon auf Unterarm der dem KSP gegenüberliegenden Seite kleben**
5. **Fläschchen mit Tropfen in Wabe von MRT stellen**
6. **Vegaselect einstellen auf einmalige Abspeicherung, nicht invertiert, Modulation und Wellenschaukel aus.**
7. **Streß provozieren durch Berühren des Leitsymptoms oder Kalotte**
8. **Vegaselect starten, sobald Signal abgespeichert MRT starten, indem es auf die Seite des KSP geschaltet wird**
9. **Nach 1 Minute Fläschchen herausnehmen und in liegender acht 20 mal kräftig verschütteln**

Überprüfung des Resultates:

1. **Hinhalten des Fläschchens auf den KSP**
2. **Berühren des Leitsymptomes darf keinen Streß mehr auslösen**

Bei Verwendung des Vegaselects alleine, oder Bicom- bzw. Mora-Gerätes muß das Vorgehen entsprechend modifiziert werden.

Die KKT-Tropfen können beim Abbau von Dauerstreß in der Harmoniewabe (Vegaselect) mitlaufen oder es werden vorher 3 Tropfen eingenommen.

Kontraindikationen keine

Abrechnung 50,- DM

Bipolare Farb-Ton-Therapie mit VEGA-Audiocolor (ACT)

Wegen der Besonderheiten, die diese Therapieform bietet, wird dieser Abschnitt ausführlicher abgehandelt.

Audiocolor heißt Farb-Ton-Therapie, allerdings in bipolarer Auslegung, wobei die Grundlagen der vom Autor kreierten SIT, der System-Informations-Therapie konsequent umgesetzt wurden.

Damit ein Therapiesignal signifikant von derjenigen Informationsebene verarbeitet werden kann, welche angesprochen wird, müssen die Eckpunkte, d.h. die polaren Grenzwerte vorgegeben werden.

Auf den Stoffwechsel bezogen heißt das katabol - anabol, auf die Farbtherapie bezogen bedeutet es, daß die verschiedenen polaren Ebenen durch Auswahl von zwei Farben festgelegt werden. Das Therapiesignal wird dadurch in einem bestimmten Oktavraum ausgewählt, um hier Defizite, die die Ganzheit stören, ausgleichen zu können.

Diese scheinbar komplizierten Zusammenhänge lassen sich ganz einfach bildlich darstellen. Wenn das Rad einer Kutsche gebrochen ist, bleibt sie stehen. Die Reparatur muß fachmännisch so ausgeführt werden, daß exakt das fehlende Teil eingepaßt wird, nicht größer, nicht kleiner, damit das Rad anschließend wieder rundläuft.

Die 12 eingespeicherten Farben des *Goethe-Farbkreises* können prozentual von 0 bis 100% gegeneinander abgemischt werden, wodurch der Problembereich in seinem ureigenen Spannungsfeld aufgesucht und behandelt werden kann. Gemeint sind hier die polaren Farben, nicht die Gegenfarben.

Was hat es damit auf sich?

Sehr viel krankmachende Energie geht von der Psyche aus. Das ist allgemein bekannt. Weniger bekannt ist der Umstand, daß sich Energien (wie in der Physik) nur in einem polaren Spannungsfeld aufbauen können (z.B. zwischen Anode und Kathode). Je stärker die Polarisierung (die Spannung), um so extremer ist die Ausrichtung auf nur einen Bereich. Das bezieht sich auch auf das Denken.

Die falschen Streßverarbeitungsprogramme entstehen insbesondere, wenn der Mensch im Schwarz-Weiß-Denken verhaftet ist; wenn es nur ein „Entweder-Oder", statt ein „Sowohl-Als-Auch" gibt. Derjenige, der viele Varianten zum Reagieren parat hat, ist flexibel und kann sich jeder Situation optimal anpassen. Das ist aber nicht unser Patient. Der chronisch Kranke befindet sich in einer Starre. Das sehen wir im Schwingungsverhalten durch den Verlust der *Fluktuation,* was die Entsprechung auf somatischer Ebene für die Starre in dem zugrundeliegenden psychischen Verhaltensmuster darstellt.

Ganzheitliches Denken setzt voraus, daß die unmittelbare Beziehung zwischen Psyche und Soma akzeptiert und realisiert wird, da es für jede körperliche Erkrankung ein psychisches Korrelat gibt. (Vergl.Abb. 3 Seite 74)

Die eingetretene Starre, die bei einer chronischen Krankheit vorliegt, können wir also auf der somatischen Ebene in gleicher Weise beobachten wie auf der psychischen, da es sich hier um Entsprechungen, allerdings auf verschiedenen Ebenen handelt. Ebenso verhält es sich mit der Therapie. Wird eine dieser Ebenen behandelt, muß die andere mitreagieren - was wir in der Praxis täglich verfolgen können.

Entscheidend für echte Heilungsprozesse ist aber die Tatsache, daß ein Wiederkehren der Symptome, ein Rückfall, eine erneute Verschlechterung nach anfänglicher guter Besserung nur dann erfolgreich verhindert werden kann, wenn sich die zugrundeliegenden starren Frequenzmuster aufgelöst haben.

Dies trifft für die Psyche wie für den Organismus gleichermaßen zu. Die Starre der körpereigenen Schwingungen läßt sich mit dem Vegaselect z.B. in Form einer Störfeldbehandlung sehr gut therapieren. Jeder Abbau von Dauerstreß ist geeignet, die Fluktuation der Schwingungen wieder herzustellen. Wenn damit gleichzeitig ein Bewußtwerdungs- und Erkenntnisprozeß einhergeht und die falschen Streßverarbeitungsprogramme vom Patienten selbst korrigiert werden, dann kann eine vollständige Heilung eintreten.

Die Praxiserfahrung sieht aber leider so aus, daß die allerwenigsten Patienten bereit sind, über die Entstehung und die Ursachen ihrer schweren Erkrankung nachzudenken, geschweige denn die Ursache in falschen Verhaltensmustern zu suchen. Falls aber doch, so gelingt es den wenigsten, etwas daran zu ändern.

Hier wird also eine große therapeutische Lücke sichtbar, die schwerpunktmäßig mit Therapieformen gefüllt wird, die solche krankmachenden Verhaltensmuster auflösen können. Diese gibt es natürlich in Form verschiedener Varianten der Psychotherapie. Dies ist jedoch bekanntermaßen meist sehr langwierig mit oftmals zweifelhaftem Erfolg.

Diese wichtige therapeutische Lücke kann nun das VEGA Audiocolor schließen.

Es ist schon seit Jahrtausenden bekannt, daß Farben direkt auf die seelische Grundstimmung wirken. Inzwischen wissen wir auch, daß Farben von jedem Menschen objektiv wahrgenommen und verarbeitet werden.

Da Farben definierte Frequenzen sind, geschieht hier eine gezielte Informationsübertragung. Die Frequenzen der 12 Goethe-Farben schließen sich zu einem Kreis, d.h. sie wiederholen sich bei jeder Frequenzhalbierung oder -verdoppelung (Oktavierung), weshalb eine Zuordung sämtlicher bekannter Frequenzen zu bestimmten Farben möglich ist. Auch die viel tieffrequenteren Töne entsprechen den Farben. Sie sind deshalb in das Audiocolor-Gerät mit integriert, um auf dieser Ebene ein zweites Sinnesorgan anzusprechen.

Die Gesamtkonzeption ermöglicht also die individuelle, konstitutionsstärkende Behandlung mit polaren Farben auf verschiedenen Farbebenen, die den Spannungsbereichen im Organismus auf körperlicher wie seelischer Ebene entsprechen. Üblicherweise werden 2 Ebenen nacheinander „bearbeitet"; die senkrechte Ebene Purpur - Grün, die für den Bezug zur Realität steht und anschließend die waagerechte Ebene, die der Streßverarbeitung zugeordnet wird.

Die Übertragung der Therapiesignale erfolgt in bewährter Weise über zwei Magnetsonden. Diese hält der Patient auf den Symptombereich, den Thymus, den Meridian - je nachdem.

Die Behandlung wird durch die Ton-Therapie unterstützt, wozu der Patient über Kopfhörer die entsprechenden Töne, wiederum polar in Form einer Klangschaukel eingespielt bekommt.

Der Therapie-Pausen-Rhythmus wird ganz individuell über einen Pulsfühler gesteuert, wodurch nicht nur eine optimale Anpassung an das Krankheitsgeschehen, sondern auch an die vegetative Ausgangslage des Patienten erfolgt. Die Abkehr von starren Intervallen und die jetzt verwendete dynamische Anpassung machen sicherlich einen erheblichen Anteil an den guten Therapieerfolgen aus.

Zur Farb-Ton-Therapie können beispielsweise Edelsteine oder andere heilende Substanzen mit eingesetzt werden. Dafür sind zwei Eingangsbecher vorgesehen, die aber wiederum polar angeordnet sind und über verschiedene Drehrichtungen verfügen. Damit lassen sich die eingebrachten Stoffe erstmals polarisieren und damit in ihrer Wirksamkeit u.U. wesentlich gegenüber dem Ausgangsmaterial steigern.

Der gesamte Therapieablauf mit allen Frequenzen läßt sich durch die eingebaute Programmiermöglichkeit auf eine SI-Card abspeichern, die dem Patienten mitgegeben wird. Das verlängert den Therapieeffekt.

Das Ziel jeder Therapie läßt sich auf Schwingungsebene auf ein einfaches Prinzip zurückführen: Starre Frequenzmuster sollen wieder fluktuieren können und sollen damit die Fähigkeit der

Transformation zurückerhalten. Damit können pathologische Frequenzmuster aufgelöst werden.

Wie läßt sich das mit dem VEGA Audiocolor erreichen?

Da wir mit den 12 Goethe-Farben alle Frequenzbereiche direkt oder indirekt abdecken, können wir damit gleiche Verhältnisse am Gerät einstellen, wie sie im Organismus vorherrschen, d.h. wir können das Schwingungsfeld der starren Frequenzmuster nachbilden.

Durch die Ähnlichkeit kommen beide in Resonanz (Resonanz bedeutet Mitschwingen), nur mit dem Unterschied, daß die Frequenzen des Gerätes fluktuieren. Dieses natürliche Verhalten überträgt sich auf die Körperschwingungen. Es kommt zur Interferenz. Die Starre wird aufgehoben.

Wir haben hier den gleichen Vorgang wie bei der Gabe des homöopathischen Simile, nur mit dem Unterschied, daß die Übertragung via Magnetfeld geschieht, das eine hohe Eindringtiefe hat, genauer gesagt, sogar durch alle Schichten des Körpers hindurchgeht.

Gleichfalls wie beim homöopathischen Simile erreichen wir simultan Körper und Psyche, was sich in der Regel in tiefgreifenden Veränderungen äußert, die vom Patienten deutlich wahrgenommen werden und sehr lang anhalten (oft über Wochen hinweg). Das hebt diese Art der Behandlung weit ab von bisherigen Farbtherapien, wie wir sie in der Vergangenheit durchgeführt haben.

◆◆◆ Das ***praktische Vorgehen*** sieht so aus:

Um das o.g. Ziel zu erreichen, ist es zunächst notwendig, daß starre Frequenzmuster aufzufinden, d.h. in seiner Polarität darzustellen. Dazu sind gute Fähigkeiten im energetischen Testen Voraussetzung. Der Testvorgang sollte unter Streßfilterung (TSF, siehe dort) erfolgen.

Mit dem Programm „Therapieeinstellung" wird zunächst die „senkrechte Ebene" Purpur - Grün abgefragt. Es wird immer auf Zustimmung getestet (wie beim STT). Der Biotensor zeigt hier gewöhnlich Ablehnung (senkrecht), d.h. daß diese Ebene therapiert werden muß. Der Vegatest würde **keinen** Zeigerabfall, das EAV-Gerät **keine** Meßwertverbesserung zeigen.

Das bedeutet, auf dieser Ebene muß das passende Mischverhältnis dieser beiden polaren Farben gesucht werden. Dazu wird nun der Drehknopf in der Mitte zunächst langsam nach links gedreht, bis eine Resonanz (Zustimmung) erfolgt. Dann wird zur Feinabstimmung noch langsam hin und her gedreht. Falls keine Resonanz erfolgt, wird auf der anderen Seite gesucht.

Danach wird die Oktave ausgetestet (wieder auf Zustimmung), zum Schluß die Zeit. Wenn die optimale Einstellung gefunden wurde, wird rechts auf ENTER gedrückt, wodurch das Gerät die nächste Ebene (das ist die erste waagerechte) anwählt. Kommt es bei dieser Grundeinstellung zu einer Resonanz, also Zustimmung, so bedeutet dies, daß hier nicht therapiert werden muß. Dann wird sofort auf ENTER gedrückt, um die nächste Ebene zu testen.

Es sollten möglichst nur 2 Ebenen auf einmal behandelt werden, d.h. die senkrechte und noch eine waagerechte wegen der Gefahr der Überreaktion.

Die zwei Becher können z.B. mit zwei gleichen (!) Edelsteinen bestückt werden, um hier über die Austestung der Polarität eine Optimierung zu erreichen.

Wenn alle Ebenen durchgetestet sind, wird der Patient angeschlossen und auf START gedrückt. Es kann auch eine SI-Card programmiert werden.

Der Phonator sollte nach Möglichkeit immer mit verwendet werden. Er wird direkt auf das Leitsymptom gehalten.

Damit kann auch in hervorragender Weise eine Grundtontherapie durchgeführt werden. (Siehe dort.)

Aber auch der Anfänger, der noch nicht testen kann, kommt auf seine Kosten, da über 50 anwendungsbereite Programme eingespeichert sind, die auf den Erfahrungen der letzten Jahre mit der Farbtherapie basieren, wobei zusätzlich noch die Gesetze der Drei-Komponenten-Theorie (Schole) berücksichtigt wurden.

Dabei werden logarithmisch in bestimmten Zeitintervallen Farbkombinationen durchfahren, die bei dem entsprechenden Krankheitsbild relevant sind.

Zusammengefaßt lassen sich die Besonderheiten dieses Therapiekonzeptes so beschreiben:

- *bipolare Anwendung von 12 Farben als konsequente Weiterentwicklung der SIT*
- *stufenlose Abmischung der polaren Farben (Goethe) und Töne (Cousto)*
- *Möglichkeit der Polarisierung von Medikamenten oder Substanzen*
- *über Pulsfrequenz gesteuerte Therapie-Intervalle*
- *Informationsspeicherung über SI-Card*
- *vielfältige manuelle Einstellmöglichkeiten*
- *umfangreiche automatische Programmabläufe*
- *Grundton-Therapie mit Phonator in 4 Oktaven möglich*

Alle chronisch kranken Patienten stellen eine Indikation für das Audiocolor dar. Dabei lassen sich oft sehr eindrucksvolle Therapieergebnisse erzielen. Aber auch schwer verlaufende, akute Krankheiten können damit behandelt werden. Dafür sind ebenfalls Programme vorgesehen, oder es wird individuell ausgetestet, was natürlich immer der bessere Weg ist.

Kontraindikationen akute Psychosen

Abrechnung für die individuell ausgetestete Behandlung 80,- DM, sonst 50,- DM.

Grundtontherapie

Hierbei handelt es sich um ein Verfahren, durch welches eine starke Resonanz mit dem Genotypus hergestellt werden kann. Nach den Erkenntnissen verschiedener Wissenschaftler, vor allem von V. Mukunda reagieren alle Menschen auf einen individuellen Ton mit einer ganz besonderen Aktivitätssteigerung im Gewebe, weshalb diese Methode sogar zur Krebsbehandlung eingesetzt wird.

Dazu ist es zunächst erforderlich, diesen individuellen Grundton exakt zu bestimmen. Dies gestaltet sich in der Praxis jedoch oftmals schwierig, weshalb mehrfache Überprüfungen notwendig sind. Danach wird dieser z.B. über Kopfhörer oder aber über den Phonator des Audiocolor hör- und spürbar eingespielt. Dazu sollte der Patient mitsummen und auch zu Hause weiter mit diesem Ton üben. Dies erfordert eine gute Compliance und ist deshalb nicht mit jedem Patienten durchzuführen, was sehr schade ist. Die Grundtontherapie gehört nämlich zu den am stärksten wirksamen Konstitutionstherapien überhaupt.

◆◆◆ Das ***praktische Vorgehen*** sieht so aus:

Es wird ein kleiner Frequenzanalyser benötigt, z.B. von der Fa. Korg. Der Patient soll ausgeruht und entspannt sein. Er macht zunächst einige Atemübungen. Dann legt er eine Hand auf den Solarplexus und erzählt in ruhigen, aber zusammenhängenden Worten eine kleine Geschichte, z.B. von einem Spaziergang im Wald.

Während dessen wird das Gerät beobachtet, das sich um ein oder zwei Noten herum einpendelt. Diese Groborientierung wird als Ausgangspunkt genommen.

Am Audiocolor wird einer dieser (wahrscheinlichen) Töne eingestellt und dem Patienten eingespielt, während er unter Streß steht (Leitsymptom). Das soll nun zu einer maximalen Stärkung des Indikatormuskels führen. Trifft dies nicht zu, wird der Nachbarton getestet.

Wenn nun die gewünschte Stärkung eintritt, wird die Gegenprobe durchgeführt. Dazu werden nacheinander die benachbarten Halbtöne bzw. Ganztöne eingestellt. Diese sollten schwächen, da sie normalerweise Streß erzeugen.

Wenn alles gestimmt hat, ist die Wahrscheinlichkeit sehr hoch, daß es der richtige Grundton ist. Das Ergebnis sollte allerdings später nochmals überprüft werden.

Kontraindikationen keine

Abrechnung für die Bestimmung des Grundtones einschl. Überprüfung 80,- DM.

Die Therapie ist Bestandteil der Farb-Ton-Therapie.

2.4.4. Multifaktoriellen Dauerstreß abbauen

Nach erfolgter Konstitutionstherapie sind nun die optimalen Voraussetzungen geschaffen worden, um sich den eigentlichen tieferliegenden Ursachen zuzuwenden, den verschiedenen Dauerstreßfaktoren. Dazu ist es notwendig, nach entsprechender Testung, eine Hierarchie aufzustellen, um Prioritäten zu setzen. Dies kann also beispielsweise bedeuten, daß zuerst Schwermetalle und/oder Pestizide ausgeleitet werden müssen und dann (allerdings erst unter Punkt 2.5. !) Nahrungsallergene.

In der Praxis zeigt sich aber oftmals, daß nach der Befreiung des Organismus von Amalgam und Pestiziden gar keine allergischen Erscheinungen mehr auftreten! Deshalb steht die Behandlung von Allergien nie am Anfang (abgesehen von Notfällen), sondern immer erst nach einer entsprechenden Vorbehandlung ganz am Schluß.

Es gilt der Kernsatz:

Der Patient reagiert nur deshalb auf bestimmte Stoffe allergisch, weil dieser oder jener Dauerstreß vorliegt, der zu einer Terrainschädigung geführt hat.

Das Allergen selbst fungiert oftmals nur als Auslöser und darf nicht mit der Ursache verwechselt werden (Vergl. Abb.2 und Kap. 3.4).

Die Behandlung der verschiedenen Dauerstreßbelastungen erfolgt meistens erst nach einer KSET, unter KKT-Schutz, oder nach einer Behandlung mit dem ACT, z.B. „Allgemeine Harmonisierung", bzw. nach erfolgter Stoffwechselkorrektur. Damit werden unerwünschte Immunreaktionen ausgeschaltet. Die Therapie wird damit sicherer.

Stehen diese Möglichkeiten nicht zur Verfügung, dann empfiehlt sich eine abgekürzte Grundtherapie mit der endogenen BIT. Die Grundtherapie als solche reduziert bereits den Dauerstreß, da kleinere Störungen sich damit schon sehr gut behandeln lassen.

Der Abbau der Dauerstreßfaktoren erfolgt mit den klassischen BIT-Geräten, die über die Möglichkeit der Invertierung pathologischer Frequenzen verfügen. Die Einstellung der Geräte sollte möglichst ausgetestet werden.

Zu Unrecht wird leider die *Grundtherapie* an den Rand gedrängt. Sie hatte sich in der Vergangenheit, alleine angewendet, bei vielen Patienten sehr gut bewährt, insbesondere bei unklaren Krankheitsbildern, bei denen eine aufwendige Diagnostik sehr viel Zeit in Anspruch nehmen würde, bis der Patient endlich Hilfe bekommen könnte.

Das soll nicht heißen, daß auf die Diagnostik ganz verzichtet werden sollte. Ganz im Gegenteil: Hinter jedem Krankheitsbild kann sich u.U. ein bösartiger Tumor verbergen.

Aber es ist durchaus legitim, solch einen Patienten parallel zur Diagnostik mit der Grundtherapie zu behandeln. Die Diagnostik wird dadurch nicht verschleiert. Entweder es kommt etwas Schlimmes heraus, dann müssen ohnehin noch andere Maßnahmen eingeleitet werden, für die der Patient auch gut vorbereitet sein sollte. Oder es stellt sich als harmlos heraus, dann wird es ihm von Behandlung zu Behandlung immer besser gehen, was nur erwünscht sein kann, da hier der Zeitfaktor natürlich auch eine Rolle spielt.

◆◆◆ Das ***praktische Vorgehen*** sieht so aus:

Die zwei Eingangselektroden des Vegaselects werden vom Patienten beidseits der Schilddrüse gehalten. Hier erhalten wir die EM-Signale des Blutes, der Kopflymphe und der Schilddrüse selbst (endokriner Streß).

Das Gerät wird gestartet. Nach der einmaligen Abspeicherung des Signales werden die Eingangselektroden weggelegt und die Magnetsonden auf den Thymus gehalten. Die Zeitdauer beträgt 10 Minuten, kann aber individuell angepaßt werden. In den letzten 2 Minuten können die Sonden auf beide Ohren gehalten werden.

Der Patient sollte sich während der Behandlung intensiv auf sein Leitsymptom, aber auch die bestehende psychische Konfliktsituation konzentrieren. Weiterhin sollte er versuchen, auf Reaktionen im Körper zu achten. Viele spüren sehr deutlich wie sich der Energiestrom im Organismus verändert.

Das Erstaunliche bei dieser Therapie, die standardmäßig in dieser Weise bei jedem Patienten durchgeführt wird ist, daß immer genau im Bereich des Leitsymptoms Sensationen in Form von Kribbeln, Wärme, Ziehen o.ä. zu spüren ist, ganz gleich welche Erkrankung vorliegt.Offenbar finden die Therapiefrequenzen automatisch ihren Weg.

Bei Verwendung von Mora oder Bicom wird etwas anders, entsprechend der Anleitung verfahren. Hier sollte der Erkrankungsbereich zwischen Eingangs- und Ausgangs-Elektrode gelegt werden, z.B. Bronchitis Hand-Hand, Gallenblasenerkrankung re Hand-re Fuß usw.

Zum Dauerstreß gehört im besonderen Maße natürlich der psychoemotionale Streß. Hier bieten sich neben der Gesprächstherapie auch andere Möglichkeiten wie NLP oder Bach-Blüten-Therapie an.

◆◆◆ Das *praktische Vorgehen* sieht so aus:

Nach dem Therapieschema, das auf gründlicher Anamnese, Untersuchung und Testung beruht, wurde eine Hierarchie aufgestellt, nach der nun behandelt wird.

Am Anfang stehen die **Schwermetalle.**

Cave: Amalgam darf nur dann mit BIT ausgeleitet werden, nachdem alle Füllungen draußen sind (diese sollten für mindestens 1/2 Jahr durch Steinzement ersetzt werden, bevor etwas Endgültiges eingebaut wird).

Amalgam wird mit einer einzigen (!) BIT ausgeleitet, indem es in den Eingangsbecher gelegt wird, wobei der Patient nur am Ausgang angeschlossen ist. Die Einstellung ist: invertiert, alle Frequenzen, geringe Verstärkung, Dauer ca. 10 Minuten oder austesten (evtl. Fertigprogramm). Mit den Magnetelektroden sollte nun in erster Linie der gesamte Kopf umfahren werden, um die Belastungen des ZNS zu lösen. Gleichzeitig laufen Tropfen im Ausgangsbecher mit.

Bei Auftreten von Kopfschmerzen oder sonstigen Beschwerden wird sofort die Behandlung des Patienten unterbrochen, nicht jedoch die Übertragung auf die Tropfen. Diese werden danach 20x in der liegenden 8 verschüttelt und dem Patienten mitgegeben.

Er nimmt davon täglich in aufsteigender Dosierung, angefangen von einem bis max. 10 Tropfen, am besten morgens ein. Sollten Symptome wie Abgeschlagenheit, Müdigkeit, Kopf- oder Gliederschmerzen auftreten, wird die Einnahme unterbrochen, und zwar solange, bis alles abgeklungen ist. Dann wird mit verringerter Tropfenzahl weitergemacht. Durch die häufig notwendigen Unterbrechungen kann sich so eine Behandlung u.U. Monate hinziehen. Auf keinen Fall die Behandlung forcieren! Unterstützend können Redoxmittel (Vitamine A, C und E, Selen, Zink) eingesetzt weden.

In gleicher Weise werden **Toxine** ausgeleitet (danach).

Impfbelastungen werden wie Störfelder angesehen und 3x behandelt. Nach erfolgtem Test wird die Originalsubstanz in den Eingangsbecher gegeben, invertiert und die Information auf die Einstichstelle und anschließend auf den Thymus geleitet.

Eine **geopathische Störung** wird gleich zu Anfang eruiert und der Schlafplatz (Büro nicht vergessen!) saniert, und zwar durch einen versierten Radiästhesisten. Das Screening kann über den Drehungstest erfolgen, mit welchem dann auch behandelt wird. Dazu wird ein Blutstropfen in die rechtsdrehende Spirale gegeben und auf den Thymus aufgeschwungen (5-10 Minuten). Die Behandlung sollte 3x erfolgen im Abstand von 1 Woche.

Bakterielle oder virale Belastungen werden über Nosoden ausgetestet (evtl. AK im Blut bestimmen). Diese werden dann **nicht** invertiert überschwungen im Rahmen einer anderen Therapiesitzung. Diese Behandlung muß meistens öfter wiederholt werden.

Nach Aufarbeitung aller gravierenden Dauerstreßbelastungen kann nun die **Störfeldbehandlung** erfolgen.

◆◆◆ Das ***praktische Vorgehen*** sieht so aus:

Es stehen zwei Verfahren zur Verfügung. Gibt es ein Leitsymptom (Schmerz, Entzündung etc.) wird die **Streß-Projektions-Orientierte** Störfeldbehandlung **(SPO)** durchgeführt. Nach vorhergehender abgekürzter Grundtherapie oder STT werden die pathologischen Signale am Leitsymptom abgegriffen, während der Patient durch Berühren Streß erzeugt, und zwar mit den passenden Elektroden (nicht zu groß), damit wirklich nur die pathologischen Signale aufgefangen werden.

Diese werden invertiert und zur eigentlichen Ursache, dem Störfeld geleitet. Damit wird ein Kreislauf geschlossen, wodurch der Schmerz direkt unter der Therapie verschwinden, oder zumindest wesentlich besser werden kann. Wir können davon ausgehen, daß Schmerzen (wenn sie nicht akut sind) oftmals fortgeleitet (projiziert) sind und als äußeres Zeichen eines aktiven Störfeldes aufzufassen sind. Darauf basiert die SPO-Therapie.

Nach der Behandlung erfolgt eine **Meridiantherapie.**

Dazu wird der zugehörige Meridian mit der gleichen Einstellung 1-3 Minuten am Terminalpunkt behandelt (beidseits).

Besser ist jedoch eine Meridiandurchflutung. Dazu wird der Ausgang des Gerätes auf den Anfang des Meridians gelegt und der Eingang des Gerätes auf das Ende des Meridians. Gleiche Einstellung, gleiche Therapiezeit.

Es wäre auch eine Meridianberollung möglich. Diese dauert allerdings länger, kann aber sehr gut als Einzelschritt angewandt werden.

Anschließend wird wieder nachgetestet.

Wenn es kein Leitsymptom gibt (z.B. Migräne im Intervall), dann wird ein **Aufmerksamkeitssignal** erzeugt. Dazu wird die pathologische Information vom Störfeld abgenommen, **nicht** invertiert und zum Thymus, Händen oder Füßen, den Ohren, oder genau symmetrisch zur gesunden Gegenseite geleitet. Therapiezeit 5 - 10 Minuten, besser austesten.

Anschließend erfolgt eine Therapie des zugehörigen Meridians w.o., allerdings invertiert.

Kontraindikationen Gravidität. Amalgamausleitung außerdem erst nach vollständiger Entfernung der Füllungen.

Abrechnung für Ausleitungen 50,- DM, Störfeld- und Meridiantherapie 80,- DM

Feld-Wechselwirkungs-Therapie (FWT)

Sie stellt eine Sonderform der Behandlung dar und ist aus der Überlegung heraus entstanden, daß oftmals zwangsläufig die physiologischen Frequenzen mit in die Behandlung einbezogen werden, obwohl diese möglichst nicht verändert werden sollten.

Um hier eine Verbesserung zu erreichen, werden Organampullen (z.B. Regeneresen) mit eingesetzt. Sie werden mit Informationen beaufschlagt und reichern sich durch ihre Affinität im kranken Gewebe an. Durch Selbstverstärkung über Resonanz werden die physiologischen Gewebsschwingungen, sowie die Therapie-Schwingungen verstärkt.

◆◆◆ Das *praktische Vorgehen* sieht so aus:

Arbeitsschema FWT

1. **Ausgangsbecher 1 Amp. Regeneresen des Gewebes (o.ä.)**
   Frequenzen vom Erkrankungsgebiet abnehmen
   Einstellung Ai, Speicher oder Di, 3 Min.
   wenn möglich: STT (nach Test) mitlaufen lassen
   Ampulle 20x in liegender 8 schütteln, dann i.m. spritzen
   Beginn freitags
2. **Ab 3.Tag (bis 6.Tag):**
   1 Amp. Regeneresen in Harmoniewabe + KKT-Tropfen
   Frequenzen von Erkrankungsgebiet abnehmen
   Einstellung Ai, Speicher oder Di, Zeit testen
   wenn möglich: STT (nach Test) mitlaufen lassen
   Ausgangselektroden auf Erkrankungsgebiet
   Variante: Auf SI-Card speichern und dort aufkleben

Therapie ab 3.Tag täglich durchführen bis 6.Tag. Ab 7.Tag wdh.

Kontraindikationen keine

Abrechnung für FWT 50,- DM

2.4.5. Auslöser verträglich machen

Je nachdem, um welchen Auslöser es sich gehandelt hat, könnte dieser bei erneuter Exposition wieder Symptome auslösen, wenn das Energieniveau erneut absinkt. Dies liegt an der Affinität, die sich nach dem Grund-Frequenzmuster des Patienten richtet. Deshalb bestimmt der Auslöser auch die Spezifität der Symptome.

Den krönenden Abschluß einer Behandlung sollte deshalb die erneute Präsentation des Auslösers auf einem höheren energetischen Niveau bilden. Wenn es sich hierbei um Allergene handelt, bedeutet diese Art der Hyposensibilisierung (durch Ausleitung mit der BIT) Frieden schließen mit seiner Umwelt, denn Allergene sind schließlich ein Teil der Umwelt. Auf diese Weise wird Rezidiven vorgebeugt und damit die Grundlage für echte Heilungen geschaffen.

◆◆◆ Das *praktische Vorgehen* sieht so aus:

Handelt es sich beim Asthmatiker beispielsweise um eine Katzenhaarallergie, welche als Auslöser fungiert, wird der Patient nun mit diesen Frequenzen konfrontiert, nachdem alle anderen Behandlungen abgeschlossen sind.

Aus Vorsichtsgründen wird invertiert, jedoch **nicht** verstärkt! Im Eingang sind Katzenhaare. Der Patient ist nur am Ausgang (Thymus) angeschlossen. Die Behandlung dauert 5-10 Minuten und wird nur 1x durchgeführt.

Es können hier auch besondere Methoden, z.B. nach Tjiang zur Anwendung kommen.

Dieses Vorgehen kann mit allen gängigen Allergenen in gleicher Weise erfolgen.

Bei **Nahrungsmittelallergien** empfiehlt es sich nach erfolgtem Test (der erst am Schluß erfolgen sollte) im Wochenabstand die Hauptallergene Weizen, Milch und Eier auszuleiten, soweit der Patient darauf reagiert. Es empfiehlt sich, nach meinen Erfahrungen, eine vierwöchige Diät einzuhalten. Danach wird meistens alles wieder problemlos vertragen, allerdings sollten die Mengen nicht übertrieben und möglichst abwechslungsreich gegessen werden.

Wenn auch bei Kindern selten viele Dauerstreßfaktoren vorliegen, häufig aber eine schwere Dysbiose und Belastungen der Matrix, so empfiehlt sich unbedingt eine Symbioselenkung, meist auch einige MRT-Behandlungen (anfangs ohne Saugen), bevor Allergene ausgeleitet werden.

Dringend abzuraten ist von den sog „Allergielöschungen", da es sich um nichtkausale, reine Unterdrückungsmaßnahmen handelt mit u.U. gravierenden Spätfolgen.

Kontraindikationen keine

Abrechnung je nach Methode und Zeitaufwand 50,- bis 80,- DM.

2.5. Ausgleich von Mangelzuständen

Länger dauernde Krankheiten führen in aller Regel auch zu Mangelerscheinungen, die sehr oft einer schnellen Besserung entgegenstehen. Es bietet sich deshalb an, über die ***orthomolekulare Therapie*** einen Ausgleich zu schaffen. Dazu können die notwendigen Stoffe in hohen Dosen oral gegeben werde oder als energetische Information in homöopathischen Verdünnungen, meist in der D 30 einmal pro Woche. Damit wird die Resorption dieser Stoffe im Dünndarm forciert, aber auch evtl. vorliegende Überschüsse schneller abgebaut. Das muß allerdings streng ausgetestet werden.

2.6. Unterstützung des endokrinen Systems

Bereits durch die Stoffwechsel-Therapie mit dem VEGA-STT erfolgt ein gezielter Eingriff in die hormonelle Regulation, so daß hier Ungleichgewichte ausbalanciert werden. Bei schweren chronischen Krankheiten gibt es aber nichts mehr zu regulieren, da hier bereits totale Erschöpfungen der endokrinen Drüsen vorliegen können. Das betrifft in erster Linie die Nebennieren, aber auch Schilddrüse und Hypophyse sind oftmals betroffen. Um hier nicht ein unüberwindliches Therapiehindernis bestehen zu lassen, sollte in diesen Fällen mit den entsprechenden Organpräparaten gearbeitet werden, die von verschiedenen Firmen angeboten werden. Zu warnen ist jedoch vor Hormonsubstitution. Dies stellt eine unphysiologische Manipulation mit großer Breitenwirkung dar, deren Folgen von uns nicht übersehen werden können. Dies bleibt ektomierten Patienten vorbehalten. Auch Chakra- oder Phytotherapie sind geeignet.

Die Einzelschritte, die hier vorgestellt wurden sind fakultativ und richten sich nach dem Krankheitsbild des Patienten und natürlich auch nach den Möglichkeiten in der jeweiligen Praxis. Es sollte aber eigentlich keine Frage von mangelndem Wissen oder Können des Therapeuten sein, wenn bestimmte notwendige Therapieschritte unterbleiben, denn dafür werden von der Ärztegesellschaft umfangreiche Fortbildungsseminare angeboten, in denen dieses Wissen vermittelt wird. Auf diese möchte ich deshalb verstärkt hinweisen.

Sollte nun bei Anwendung aller Regeln der Kunst keine Verbesserung des Zustandes eintreten, dann handelt es sich meist um unterbewußte Blockierungen durch die Psyche. Dies kann testmäßig erfaßt und sollte über Gespräche aufgearbeitet werden.

3. BIT in der praktischen Anwendung

3.1. Energetische Testung

3.1.1. Allgemeine Ausführungen

Zunächst ist es notwendig, einen kleinen historischen Überblick zu geben.

Der erste, der Messungen als notwendige Voraussetzung wissenschaftlicher Untersuchungen postulierte, war Galileo Galilei. Sein Aufruf, alles meßbar und wägbar zu machen, wurde über die Jahrhunderte hinweg wie ein Heiligtum verehrt. Leider kehrte sich dieser sinnvolle Gedanke Galileis um. Gemessen wurde alles was möglich war, wenn dies auch teilweise fast lächerlich anmutende Blüten trug. Was aber nicht so ohne Weiteres meßbar war (z.B. elektromagnetische Signale des Menschen), wurde von der Wissenschaft hingegen als nicht existent angesehen.

Dieses Denken führte bei vielen offenen Denkern zu Protest und brachte in den fünfziger Jahren zwei Entwicklungen hervor: den Decoder und die Elektroakupunktur. Beide arbeiten indirekt, nämlich mit dem elektrischen Strom, dessen Verhalten im Organismus unter bestimmten Gegebenheiten untersucht wird. Das alles entscheidende Meßkriterium ist der Hautwiderstand.

Aus diesen zwei Entwicklungen sind dann der BFD-Test, später der Vegatest und noch andere Verfahren hervorgegangen.

Parallel hierzu, aber als noch viel älteres Testverfahren, existierten die Wünschelrute und das Pendel. Während die Wünschelrute heute inzwischen eine wissenschaftliche Basis hat, steht das Pendel nach wie vor im Bereich des Okkultismus.

Aus der Wünschelrute wurde zu medizinischen Zwecken die Lecher-Antenne. Später entwickelte Oberbach den Biotensor. Von diesem wurden weitere ähnlich aussehende Konstruktionen abgeleitet.

Warum kam es zu all diesen Entwicklungen?

Erfindungen passieren immer aus einer Not heraus, in einem Vacuum. Es bestand also immer eine Notwendigkeit, sehr subtile Dinge am Menschen zu betrachten und zu messen. Da mit diesen neuen Entwicklungen offenbar Resultate erzielt werden konnten, führte dies zu ihrer weiten Verbreitung.

Es stellt sich allerdings die entscheidende Frage: Sind damit zuverlässige oder sogar objektive Meßergebnisse zu erzielen?

Objektiv heißt, daß es vergleichbare Verfahren gibt, mit denen man objektiv messen kann und die als Referenz herangezogen werden können. Dazu müssen wir in die Wissenschaft hineinschauen und in die Schulmedizin. Hier muß festgestellt werden, daß es überhaupt keine Meßverfahren gibt, die in der Lage sind, derartige Fragen, wie sie mit den energetischen Verfahren gestellt werden, zu beantworten. Weiterhin muß gesagt werden, daß auch die kompliziertesten und aufwendigsten Untersuchungstechniken der Schulmedizin nicht objektiv sind, da sie immer noch der Auswertung durch einen erfahrenen Spezialisten bedürfen, was immer subjektiv ist. Aus diesem Grunde muß eingestanden werden, daß es für die Überprüfung o.g. energetischer Testverfahren keinerlei Grundlage gibt. Es ist allein eine Glaubensfrage, ob das erzielte Ergebnis als zutreffend anerkannt wird oder nicht.

Das sind natürlich keine guten Voraussetzungen, um damit eine wissenschaftliche Anerkennung zu erzielen.

Es kommen aber noch einige andere Aspekte hinzu.

Auf welcher Grundlage kommt es zu Meßergebnissen, die irgendwelche pathophysiologischen Vorgänge im Organismus widerspiegeln sollen?

Bei Decoder, SEG, DFM und der EAV, BFD, Vegatest, Elektroneuraldiagnostik nach Croon u.a. wird wie gesagt der Hautwiderstand gemessen, um daraus **indirekte** Rückschlüsse ziehen zu können.

Bei den Messungen, die auf dem Prinzip des Biotensors basieren, handelt es sich um **direkte** Messungen, die auf ganz anderen

Voraussetzungen aufbauen. Beiden gemeinsam ist jedoch eines: Der Tester ist selbst voll in den Testvorgang involviert, außer bei den automatischen Messungen (Decoder usw.).

Zwischen Tester, Meßeinheit und Patient besteht immer ein Dreiecksverhältnis.

Es ist ganz gleich, ob bei dem energetischen Testen ein Hautwiderstandsmeßgerät zwischengeschaltet oder ob mit dem Biotensor direkt gemessen wird. In beiden Fällen geht es um eine bestimmte **Fragestellung.** Um zu einem Resultat zu kommen, müssen bestimmte arbeitstechnische Kriterien eingehalten werden, die von der jeweiligen Methode vorgegeben sind.

Schauen wir uns unter diesem Aspekt einmal die Testung mit dem Biotensor an. Der Federausschlag dieses Instrumentes ist Folge von feinen, vom Tester selbst gewöhnlich nicht zu registrierenden Muskelkontraktionen, die über einen veränderten Informationsfluß in den Meridianen ausgelöst werden (vergl. Bergsmann „Kinetische Ketten").

Die dafür verantwortliche Streßreaktion erfolgt beim Tester, nicht beim Patienten! Das heißt, das Meßergebnis hängt primär von der Reaktionsfähigkeit des Messenden ab, nicht vom zu testenden Subjekt.

Wie kann eine fremde Person überhaupt zu Ergebnissen über eine eigentlich unbeteiligte Person kommen?

Das geht natürlich nur, wenn es zwischen den zwei Personen zu einem unbewußten Informationsaustausch kommt. Dazu ist es notwendig, daß von den Beteiligten Energiefelder aufgebaut werden, die miteinander interferieren.

Diese Gedankenfelder sind nichts Außergewöhnliches. Sie entstehen bei jedem Denkvorgang und brechen dann meist wieder zusammen. Sie lassen sich verstärken, wenn mehrere Personen das gleiche denken und können sich auch verselbständigen. Das haben wir in der Vergangenheit bei großen Bewegungen, die die Volksmassen richtiggehend mitgerissen hatten, im Positiven wie im Negativen erlebt.

Doch zurück zu Tester und Patient. Das Meßergebnis ist ganz entscheidend von der Qualität dieser Felder abhängig. Logischerweise können Testergebnisse von hoher Aussagekraft nur erzielt werden, wenn die Gedankenfelder sich auf sehr hohem Niveau bewegen.

Dazu gehören mehrere Dinge:

1. **Umfassendes theoretisches Wissen des Testers über den zu untersuchenden Bereich**
2. **die Bereitschaft des Patienten, sich den zu stellenden Fragen voll zu öffnen**
3. **ein ausreichend hohes Energieniveau des Testers, um ein entsprechend intensives Feld aufbauen zu können**
4. **die Fähigkeit des Untersuchers, sich voll auf die Fragestellung konzentrieren zu können, sich nicht ablenken und kein Wunschdenken aufkommen zu lassen**

Derartige Zustände, unter denen sich diese Felder optimal aufbauen können, lassen sich im EEG nachverfolgen. Von solchen Untersuchungen, die z.B. in Stuttgart im Zentrum für Kommunikations- und Gehirnforschung durchgeführt werden, kennt man die physiologischen Zusammenhänge. Bei derartigen Untersuchungen hat sich gezeigt, daß Felder, die allen o.g. Bedingungen entsprechen, auf Anhieb kaum einer zustande bringt.

Es ist aber durchaus möglich, die Fähigkeiten dazu zu erlangen, allerdings sind dazu spezielle Kurse und Übungen notwendig.

Diese Aussagen sollten nachdenklich machen. Es sieht danach offensichtlich so aus, daß tatsächlich nur ganz wenige Menschen in der Lage sind, korrekte Testresultate zu erzielen und alles andere reine Zufallstreffer mit einer Wahrscheinlichkeit von 50% sind (bei JA - NEIN - Antwort)!

Die Quote läßt sich durch Übung zwar steigern, ist aber bei schwerwiegenden Entscheidungen, ob z.B. ein Herd saniert werden muß oder nicht, in keiner Weise akzeptabel.

Kommen wir auf die o.g. 4 Punkte zurück, dann bedeutet das auch, daß Grundvoraussetzung für die korrekte Testung ein fundiertes theoretisches Wissen ist. Man kann nur Dinge messen, über die man Bescheid weiß.

Nun wird natürlich von vielen Kollegen der durchaus berechtigte Einwand kommen, daß die vom Meßwert abgeleitete **erfolgreiche** Therapie der Beweis für die Richtigkeit desselben ist. Da dies in ihrer Praxis in einem hohen Prozentsatz zutrifft, ist ja ohnehin klar, daß die oben gemachten Ausführungen nicht für sie zutreffen, sondern nur „für die Anderen".

Hier muß zunächst einmal untersucht werden, was den Therapieerfolg bewirkt. Er hängt prozentual unterschiedlich von 4 Faktoren ab:

1. Wie weit sich der Patient dem Therapeuten öffnet (womit er seine notwendige Bereitschaft für eine Veränderung zeigt. Damit kann es über die Chakren zu dem erforderlichen Energieaustausch kommen - mit dem Therapeuten!)
2. Wieviel Zuwendung ihm der Behandler schenkt (und damit Energie; das Wollen ist die stärkste Kraft)
3. Wie gut das ausgewählte (getestete) Heilmittel paßt
4. Welche Veränderungen in den Umgebungsfeldern eintreten (Familie, Beruf, kosmische Konstellation)

Je nachdem werden von einem Punkt mehr, vom anderen weniger Wirkung ausgehen. Wie man aber sehen kann, könnte Punkt 3, das Testen sogar völlig entfallen und trotzdem ein guter Heileffekt eintreten!

Wer also meint, daß ein richtiges Testergebnis durch ein gute Therapiewirkung bewiesen wird, irrt leider.

Umgedreht geht aus obiger Darstellung auch hervor, daß selbst ein 100% richtiges Ergebnis durch die anderen 3 Punkte völlig neutralisiert werden kann, wenn sich diese negativ für den Patienten auswirken.

Die ganze Testerei wurzelt tief im linearen Kausalitätsdenken der Schulmedizin, denn Messen ist ein Vorgang der linken Hirnhälfte (analytisch). Die Gesamtschau über den Patienten und seine

Krankheit gelingt aber nur mit der rechten Hemisphäre, in Kooperation mit der linken (die Details zum Ganzen zusammenfügen können).

Auch das sollte jedem bewußt sein.

Was ist also zu tun?

Wenn wir schon nur mit Wahrscheinlichkeiten leben müssen und uns nicht auf exakte Meßwerte verlassen können, dann empfiehlt es sich, folgende Grundregeln einzuhalten:

1. **den Toleranzbereich des zu erwartenden Meßwertes von vornherein eingrenzen (also nicht anabol oder katabol testen wollen, sondern z.B. nur anabol von +20 bis +40 Grad)**
2. **den Meßwert mit bekannten Fakten vergleichen (z.B. beim Allergietest nachfragen, welche Unverträglichkeiten dem Patienten schon bekannt sind)**
3. **andere Testverfahren heranziehen und Meßwerte vergleichen**
4. **gegebenenfalls zu einer anderen Zeit nochmals nachtesten**
5. **das erhaltene Testergebnis von vornherein immer in Frage stellen und niemals als gültig akzeptieren, solange nicht andere „Indizien" eindeutig dafür sprechen („Es könnte zwar so sein, aber sicherheitshalber...")**
6. **den gesunden Menschenverstand walten lassen**

Das bedeutet also, daß der Tester nur mit einem hohen Verantwortungsgefühl unter ständigem In Frage stellen seiner Meßergebnisse an den Patienten herangehen sollte. Dann läßt sich mit dem Biotensor gut arbeiten, wenn man bedenkt, um welch primitives, aber wertvolles Hilfsmittel es sich dabei handelt.

Die Haare sträuben sich dem Betrachter allerdings, wenn er zusieht wie manch blutiger Anfänger seine ersten Ausschläge des Biotensors so interpretiert: „Ich habe es immer gewußt - ich kann testen!"

Die anderen energetischen Meßverfahren sind prinzipiell mit geringen Abweichungen ähnlich zu verstehen.

Es gibt allerdings noch einen weiteren, sehr wesentlichen Aspekt, der alle diagnostische Verfahren gleichermaßen betrifft und der auch hier einfließen muß.

Aus der Quantenphysik kennen wir den „Beobachtereffekt". Dieser besagt, daß die Eigenschaft einer untersuchten Situation von den Erwartungen des Beobachters (Testers!) geprägt wird. Nach Burkard Heim gibt die 5. Dimension, die entelechale Koordinate eine Unzahl von verwirklichbaren Möglichkeiten vor. In der 6. Dimension, der äonischen Koordinate, treffen wir die endgültige Auswahl. Darin liegt etwas Endgültiges, eine Festlegung auf nur **eine** Variante aus der Unendlichkeit der vorhandenen energetischen Muster, die möglich und verwirklichbar wären.

Was heißt das für uns?

Wenn wir Diagnosen stellen, wenn wir messen (oder testen), dann schreiben wir mit dem erzielten Ergebnis nach der 6. Dimension die Realität fest. D.h., es gibt kein Entrinnen mehr. So wie wir es durch unser Meßergebnis festgelegt haben (und mag es auch noch so falsch sein!), so wird es in der Praxis, in der Wirklichkeit ablaufen.

Hierunter fällt beispielsweise das Phänomen der Scheinschwangerschaft. Das wissenschaftlich nicht erklärbare, jedoch in seiner Realität anerkannte Vorkommen aller Symptome einer echten Schwangerschaft, allerdings ohne Vorhandensein eines Fötus, kann auf diese Weise erklärt werden. Die „Mutter" ist so von ihrer Gravidität überzeugt, daß sie damit eine Auswahl aus den Möglichkeiten bewußt getroffen hat, die verwirklicht wird.

Wir legen uns - und was noch viel schlimmer ist - den Patienten durch unser Meßergebnis auf eine Diagnose fest, die er u. U. sein ganzes Leben nicht mehr los wird. Es sollte zu denken geben, daß etwa 80% der über 80 jährigen Männer bei Obduktionen ein Prostata-Carcinom aufwiesen, an dem sie aber nicht gestorben sind - weil sie es nicht wußten!

Wenn heute bei einem Patienten die Diagnose „Krebs" gestellt (und ausgesprochen wird), dann brechen die meisten Patienten innerlich zusammen, da sie damit automatisch auf das Schema: „Ich habe Krebs, ich bin verloren, es gibt keine Hoffnung für mich,“ festgelegt werden. Leider werden derartige Diagnosen häufig unter menschenunwürdigen Umständen übermittelt, was die Wirklichkeit für die Patienten noch brutaler erscheinen läßt.

Der Grundsatz: „Was ich nicht weiß, macht mich nicht heiß“ hat also mit Sicherheit seine Berechtigung und sein Gutes.

Wir brauchen aber gar nicht so tief einzusteigen. Schon die Feststellung: „Sie haben eine Weizenallergie!“ ist für den Patienten enorm bedeutsam. Er wird sie sein Leben lang nicht mehr los, auch wenn wir ihm eines Tages verkünden: „Die Allergie ist weg, Sie dürfen jetzt wieder Weizen essen.“ Bei jedem Nahrungsmittel, das Weizen enthält, wird er sich in Zukunft ängstlich fragen, ob er es hoffentlich verträgt und ob der Behandlungserfolg noch anhält.

Daraus sollten wir die Konsequenzen ziehen. Der Umgang mit unseren Testergebnissen und mit dem Patienten verlangt sehr viel Einfühlungsvermögen.

Testen können wir alles Mögliche. **Sagen** dürfen wir ihm aber nur das Allernotwendigste. Auch wenn wir uns noch so sicher sind bei unserer Aussage und unserer Diagnose - wir sollten uns immer im Klaren sein, daß wir damit eine Festlegung treffen, die nicht mehr zurückzunehmen ist.

Das sollte nachdenklich stimmen.

Fazit:

Wir dürfen uns bei allen Kollegen und Privatforschern für die Errungenschaften bedanken, die uns die energetischen Testverfahren beschert haben. Es wurde uns damit ein Werkzeug in die Hand gegeben, das unsere relativ groben Möglichkeiten der schulmedizinischen Diagnostik wesentlich bereichert.

Dies sollte aber mit allem Respekt vor dem Subtilen der Methode selbst, sowie der Integrität des Patienten geschehen.

Jedes erzielte Meßergebnis sollte deshalb zunächst selbst auf Plausibilität (setzt umfassendes theoretisches Wissen voraus), sowie Wahrscheinlichkeit (macht Vergleichsmessungen mit anderen Methoden notwendig), geprüft werden.

Weiterhin sind die Gesetze der Quantenphysik zu beachten, womit wir uns mit jedem Meßwert auf eine Teil-Diagnose festlegen und dem Patienten damit keinen Freiraum mehr lassen. Ich behaupte, daß in Einzelfällen ein Patient mit Magencarcinom von seinem „Ulcus" genesen kann, wenn es für ihn eine absolut überzeugende und plausible Diagnose darstellt und nicht nur eine falsche Hoffnung.

Dieses Kapitel sollte nicht grundsätzlich vom Testen abhalten, ganz im Gegenteil. Er sollte in erster Linie nachdenklich stimmen und den Respekt fördern, der hier angebracht ist. All zu unbedarfter Umgang mit diesen Methoden wäre unverantwortlich.

3.1.2. Praktisches Vorgehen

Testen läßt sich nicht im Selbstversuch erlernen. Es ist absolut notwendig die Grundlagen in entsprechenden Kursen vermittelt zu bekommen. Erst wenn verstanden wurde, wo ***die Fehlerquellen*** liegen, kann selbständig weiter geübt werden.

Immer wieder muß der Tester nachprüfen, ob der Patient noch testbar ist oder bereits „geswitcht" hat, ob er evtl. oscilliert oder ähnliche Testhindernisse aufgetreten sind. Auch sollte er für sich selbst ein Abfrageschema entwickeln, durch welches er die eigene Testfähigkeit immer wieder kontrolliert.

Wenn nun dies alles zur vollsten Zufriedenheit ausreichend oft geübt wurde, kann die Testung mit dem Patienten durchgeführt werden. Anfänglich sollten einfache Fragen gestellt werden, die dem Patienten (nicht aber dem Tester!) bekannt sind, um so die eigene Sicherheit zu überprüfen. Erst nachdem auch das immer wieder bei verschiedenen Patienten funktioniert hat, können größere Probleme abgefragt und ausgetestet werden.

Der Testvorgang sollte schweigend in vollster Konzentration erfolgen. Es handelt sich hier um Präzisionsarbeit. Positiv getestete Substanzen sollten immer wieder in unterschiedlicher Reihenfolge nachgetestet werden, um ganz sicher zu gehen.

Je nach Art der Testung sollte jedoch beachtet werden, daß es durch den Meßvorgang bereits zu einem Energieaustausch kommt, wodurch sich die Meßergebnisse verändern können (Lerneffekt). Kleinere Verschiebungen deuten an, daß es sich hier nicht um besonders wichtige Substanzen gehandelt hat.

Prinzipiell gilt:

Ein guter Test erbringt nur sehr wenige optimal passende Heilsubstanzen, im Idealfall nur eine einzige (das Simillimum).

Werden, wie in manchen Fällen bekannt wurde, hundert oder mehr Ampullen ausgetestet, dann sind es mit Sicherheit nicht die optimalsten Substanzen. Werden diese auch noch verabreicht, kann das System zusammenbrechen und können Blockaden induziert werden!

Um nun zu einem Optimum zu kommen, ist die Fragestellung wichtig. Bei jedem einzelnen Testschritt sollte deshalb immer gefragt werden: „Handelt es sich hier um die optimalste aller ... (z.B. Bachblüten)?"

Testung unter Streßfilterung (TSF)

Dies stellt eine wesentliche Unterstützung dar. Dabei wird der Patient unter den Streß seines Leitsymptoms gesetzt, indem er eine Hand auf diese Stelle hält. Fehlt ein Leitsymptom, wird künstlicher Streß erzeugt, z.B. durch festen seitlichen Druck auf die Kalotte oder durch Halten einer Ampulle mit Umwelttoxinen.

Dadurch gibt der Organismus nur dann eine positive Antwort, wenn die getestete Substanz in einer ursächlichen Beziehung zum Leitsymptom steht. Dies kann noch verbal unterstützt werden, z.B. „Ist dieses Toxin für diesen Schulterschmerz ursächlich verantwortlich?"

Mit dieser Art der Testung lassen sich die verschieden Dauerstreßfaktoren ermitteln, die dann für die Therapie (Schritt Nr. 4) notwendig sind.

Bei einer optimal eingesetzten BIT werden sehr viele Medikamente wegfallen, weshalb sich der klassische Medikamenten-Test der EAV meistens erübrigt. Aus diesem Grunde kann erfreulicherweise auch auf einen Großteil der Ampullen verzichtet, wodurch Kosten gespart werden.

Zur Übersichtsmessung eignen sich automatische Meßverfahren wie z.B. das SEG, Decoder oder DFM. Hier läßt sich eine sehr gute Aussage über die allgemeine Energielage, sowie über das Regulationsverhalten machen. Dies ist insbesondere für eine möglicherweise anstehende chirurgische Intervention von großer Wichtigkeit. Nach den Grundregeln der Dt.Gesellschaft für Herd- und Regulationsforschung (DAH) gilt:

Ein Herd darf chirurgisch nur unter Beachtung der Regulationsfähigkeit saniert werden.

Blockaden in dem zu sanierenden Areal lassen eine Verschlimmerung befürchten. Bei Rheumapatienten oder anderen chronisch Kranken könnten u.U. Schübe ausgelöst werden. Auch sollte man nicht etwa glauben, daß solche Blockaden nur bei älteren oder bei besonders schwer Kranken zu erwarten sind. Erst die Übersichtsmessungen zeigen, daß schon sehr junge Patienten, oder sich nicht krank fühlende Menschen Blockaden haben können. Hier ist also auf alle Fälle Vorsicht geboten.

Wenn jemand keinerlei Ambitionen zum Testen hat, dann kann er trotzdem BIT durchführen. Er wird zwar nicht die höchsten Weihen erreichen, aber er kann auch ohne Testung gute Erfolge erzielen, wenn er die Grundregeln beachtet.

Empfehlenswert ist jedoch, wenigstens eine einfache Methode in den Grundzügen zu erlernen, um die Therapiezeit bei den einzelnen Behandlungsschritten zu ermitteln. Selbst wenn das Programm nicht optimal war, kann hier Nachteiliges durch Bestimmung der richtigen Zeitdauer abgemildert werden. Anders herum wird eine optimal passende Geräteeinstellung nur dann wirklich optimal sein, wenn sie in der richtigen Zeitdauer angewandt wird, weder zu kurz, noch zu lang.

Fazit:

Die Mindestanforderung, die an einen BIT-Anwender gestellt werden sollte, ist das Austesten der Therapiezeit.

3.2. Der Schmerzpatient in der Praxis

3.2.1. Allgemeine Betrachtungen

Unter energetischen Gesichtspunkten stellt sich das Phänomen „Schmerz" in besonderer Weise dar. „Schmerz ist der Schrei des Gewebes nach fließender Energie" (E.Weichel). Diese sehr treffende Beschreibung impliziert, daß aus individuellen Ursachen heraus, die es aufzufinden gilt, Energie nicht geordnet fließen kann und deshalb als potentielle, fehlgeleitete Energie wirksam wird, wodurch es zu Nervenentladungen kommt, die als Schmerz empfunden werden.

Jeder Schmerz, der über eine gewisse Zeit besteht, sollte abgeklärt werden, da sich natürlich immer etwas Malignes dahinter verbergen kann. Dies darf aber keinesfalls in eine Hysterie ausarten und ist auch ökonomisch nicht vertretbar, wenn immer alle Register gezogen würden. Man sollte deshalb zunächst von Wahrscheinlichkeiten ausgehen. Das Harmlose ist in einem sehr hohen Prozentsatz das Übliche, das Bösartige eher die Ausnahme.

Was bedeutet aber Schmerz für den Patienten? Es ist das Warnsignal für einen Entzündungszustand, der außer Kontrolle geraten ist. Hier ruft der Organismus nach Hilfe, aber nicht nur nach körperlicher, sondern viel öfter nach seelischer Unterstützung. Bei chronischen Schmerzen „weint die Seele", sagt der Volksmund und hat sehr oft Recht.

Schmerz wird über das limbische System, dem psychischen Empfindungszentrum bewußt. Eine Besonderheit besteht aber darin, daß im ganzen Organismus ständig irgendwo Schmerzen entstehen, da ständig Mikrotraumata durch Bewegung, Druck o.ä. auftreten. Erst durch Dämpfung und damit Unterdrückung der Bewußtwerdung wird überhaupt erst das Wohlbefinden ermöglicht.

H. Heine formuliert dazu:

„Schmerzfreie Ordnung wird in einem biologischen System über Rhythmen hergestellt und als Homöostase bezeichnet."

Schmerzen signalisieren deshalb gestörte Rhythmen, d.h. Dysbalance zwischen YIN und YANG.

Es lassen sich prinzipiell 4 Formen des Schmerzes unterscheiden, jedoch nicht voneinander trennen, da diese genetisch vorgegeben und auf funktioneller Ebene über die Matrix verknüpft sind. Dabei lassen sich interessante Beziehungen zur 5-Elementen-Lehre herstellen.

Jeder Regelvorgang der Grundsubstanz wird von übergeordneten Zentren (ZNS, Hirnstamm) begleitet, bzw. gesteuert. Reagierendes Moment ist der Fibroblast, dessen Produktion von Grundsubstanz sich nach dem Muster der Steuerung richtet.

4 Schmerzarten in Beziehung zu 5 Elementen

körperlicher Schmerz (Leitsymptom, „gestörtes" Element)
seelischer Schmerz (übergeordnet über alle 5 Elemente)
sozialer Schmerz (Vereinsamung, Isolation = Feuer-Element = Herz)
Schmerz durch Sinnverlust (Verzweiflung = Metall-Element = Lunge)

Tab.1

Der Depressive wird deshalb eine andere Zusammensetzung der Grundsubstanz aufweisen, als der Optimist.

Als Befindensstörung kann die anhaltende unphysiologische Veränderung der Matrix gelten (Wechsel des Attraktors).

Ausgesprochen bemerkenswert ist die Tatsache, daß chronisch schmerzhafte Hautareale eine andere Kollagenzusammensetzung der Matrix aufweisen (Typ A1-Kollagen). Dies entspricht einer übersteigerten Ordnung (Verkopplung) wie bei pathologisch anaboler Stoffwechsellage.

Interessanterweise wird der gleiche Effekt auch durch psychisch bedingte, länger anhaltende Freisetzung von Streßhormonen (Adrenalin, Noradrenalin, Neuropeptide) bewirkt, was zu reaktiven Degranulationen von Mastzellen mit Entzündungsmediatoren (wirken anabol) führt. Die entstehenden Mikroödeme werden durch Mikronarben aus Kollagen „repariert", wodurch es zu gleichen Veränderungen kommt wie oben.

Das heißt, es gibt tatsächlich „seelische Narben" in der Matrix, also stofflich faßbare Veränderungen für länger andauernden Psychostreß im weichen Bindegewebe! Hier sind also die „spezifischen Erfahrungsmuster" (SEM) sogar stofflich nachweisbar.

Für uns heißt das konkret, daß jeder Patient erwartungsgemäß sowohl somatisch bedingte faßbare Ursachen der (chronischen) Schmerzentstehung hat, als auch psychische Ursachen, und zwar gleichzeitig. Wir erkennen daraus eine zwingende Notwendigkeit für die ganzheitliche Betrachtung der untrennbaren Einheit von Körper, Geist und Seele.

3.2.2. Schmerzcharakteristik

Da Schmerz als Symptom im Vordergrund steht und deshalb keinerlei Methoden des Nachweises bedarf, ist es zunächst sinnvoll, den Charakter eines Schmerzes zu bestimmen.

Das erste Unterscheidungsmerkmal ist die Einteilung nach hypererg und hypoerg, bzw. Yang- oder Yin-Schmerz wie es schon

Mechanismen der Schmerzentstehung (n.Heine):

- **afferente Verstärkerwirkung (Kaskaden)**
- **iterative Wechselbeziehungen**
- **positive und negative Rückkopplung**
- **Fähigkeit zur spontanen Selbstorganisation**
- **zyklisches Verhalten unterschiedlicher Intensität und Dauer**
- **Ausweitung auf nichtnozizeptive Felder im Hinterhorn**
- **Änderung der Schmerzschwelle**
- **psychoenergetische Abwärtsbewegung bei chronischen Schmerzen**

Tab.2

die alten Chinesen formulierten, die mit ihrer Akupunktur eine besonders wirksame Behandlungsmethode entwickelt haben.

Daraus kann eine sinnvolle Systematik abgeleitet werden, die den Gewebsstoffwechsel mit einbezieht, sowie den pH-Wert des Gewebes berücksichtigt. Es handelt sich dabei jeweils um polare Entsprechungen der gleichen Schmerzursache, bzw. von Sekundärveränderungen.

Folgende Tabelle gibt eine Übersicht:

Einteilung der Schmerztypen

Polarität	YIN	YANG
Aktivität	hypoerg	hypererg
Dauer	lang	weniger lang
Charakteristik	dumpf	spitz, stechend
Stoffwechsellage	anabol	katabol
pH-Wert	alkalisch	sauer
Elektrizität	positiv	negativ
Hautwiderstand	hoch	niedrig
Radikale	gering	gesteigert

Tab.3

3.2.3. Apparative Diagnostik

Zur Verifizierung o.g. Einteilung stehen verschiedene Untersuchungsverfahren zur Verfügung. Diese basieren z.T. auf völlig unterschiedlichen Voraussetzungen.

Hautwiderstandsmeßverfahren

Diese arbeiten nach den Gesetzmäßigkeiten der Elektrizitätslehre, wobei die unterschiedliche Leitfähigkeit des Gewebes, die sich nach dem Säfte- und Elektrolythaushalt richtet und von dem

Ionisationsgrad der Moleküle abhängig ist, gemessen wird. Ein definierter Meßstrom von etwa 1 Volt Spannung wird in den Körper geleitet und an bestimmten Akupunkturpunkten oder Arealen (Reflexzonen) wieder abgeleitet.

Damit lassen sich klare Aussagen über die Schmerzcharakteristik (Vergl. Tab.3), sowie über die Lokalisation der Ursache machen (Störfelddiagnostik).

Es gibt Möglichkeiten der schnellen und störungsfreien Ganzkörpermessung, die von extern nicht beeinflußbar sind. Dazu gehören der Decoder, das VEGA-DFM, sowie das Segmentelektrogramm n.Schimmel (computerunterstützt). Der Nachteil ist die relativ grobe Rasterung nach Segmenten. Dafür lassen sich aber sehr klare Aussagen über die Regulationsfähigkeit bestimmter Gewebsareale machen. Die Messungen sind reproduzierbar.

Nach dem gleichen Prinzip, jedoch wesentlich gezielter und differenzierter, arbeiten die Elektroakupunktur n. Voll, die BFD, der VEGA-Test n. Schimmel, sowie die Elektroneuraldiagnostik n. Croon. Es lassen sich damit Aussagen über Charakteristik und Lokalisation des Schmerzes machen, sowie Medikamententestungen durchführen

Nosodentests können Belastungen der Matrix mit Schwermetallen oder Toxinen aufdecken, die eine Chronifizierung der Symptomatik bewirken können. Sie zählen ebenso wie die Störfelder zu den „Dauerstreßfaktoren", die schrittweise abgebaut werden müssen. Das Therapieziel ist dabei die Entlastung des Grundsystems nach Pischinger und Wiederherstellung der Eigenregulation.

Es muß jedoch einschränkend erwähnt werden, daß mit o.g. Methoden keine objektiven Meßergebnisse erzielt werden können, da eine subjektive Beeinflussung möglich ist (was sogar erwünscht sein kann, weil das Können des Testers die Aussagekraft erhöht). Die Meßwerte sind nur bedingt reproduzierbar, da hier die große Dynamik des Organismus spürbar wird. Damit steht die Erfahrung des Testers stark im Vordergrund.

Thermo-Regulationsdiagnostik

Mit dieser Methode kann eine objektive Messung der Hauttemperatur über bestimmten Arealen oder Akupunkturpunkten durchgeführt werden, die mit dem zugrundeliegenden Gewebszustand korreliert. Das Regulationsverhalten wird ebenfalls klar erfaßt. Die Messungen sind reproduzierbar. Die Ergebnisse liegen in ihrer Aussagekraft zwischen o.g. Ganzkörpermessungen und den Punktmessungen, allerdings unter Ausschaltung der subjektiven Komponente beim Meßvorgang. Die Auswertung der Ergebnisse ist dann allerdings wieder eine Frage der Erfahrung des Therapeuten.

Kirlianfotografie

Es handelt sich dabei um ein Meßverfahren, bei dem das Verhalten des vom Organismus abgestrahlten Energiefeldes in einem Hochvoltspannungsfeld untersucht wird. Die Entladungen an der Hautoberfläche werden auf Fotopapier farbig oder schwarz-weiß fixiert. Diese korrelieren mit dem Ladungszustand des Gewebes, bzw. von Akupunkturpunkten. Die Wertigkeit der Aussagen sind stark von der Interpretation des erfahrenen (!) Therapeuten abhängig. Die Bilder sind reproduzierbar.

Stoffwechseltestung mit VEGA-STT n. Köhler

Die Stoffwechsellage des Schmerzbereiches kann ganz gezielt und direkt mit einem Stoffwechseltest- und Therapiegerät, das auf der Dreikomponenten-Theorie nach Prof. Schole basiert, gemessen werden. Das Gerät arbeitet mit den stoffwechselsteuernden Hormonfrequenzen des Organismus, die elektromagnetisch übertragen werden. Es muß jedoch eines der energetischen Meßverfahren vorgeschaltet werden.

3.2.4. Nichtapparative Diagnostik

Kinesiologie

Weitere Untersuchungsmöglichkeiten, allerdings ohne Apparate, sind durch die Kinesiologie in ihren zahlreichen Varianten gegeben. Über den Muskelfunktionstest oder auch den Armlängen-

Reflextest lassen sich ähnliche Ergebnisse erzielen w.o., allerdings läßt sich bei entsprechendem Können des Testers noch sehr viel mehr an Ursachen, auch emotionale Belastungen, herausarbeiten. Da es sich hier um eine direkte Wechselbeziehung zwischen Tester und Patient handelt, ohne Zwischenschaltung eines Gerätes, kann hier nur von einer subjektiven Testmethode gesprochen werden, die aber in kundiger Hand sehr gute Ergebnisse zeigen kann. Dann sind diese auch reproduzierbar.

Lüscher-Diagnostik

Wegen der engen Verknüpfung von Schmerz und Psyche gehört die Beurteilung der vorherrschenden seelischen Stimmungslage und chronischer Belastungszustände zum diagnostischen Repertoire. Eine sehr präzise, sichere und schnelle Methode, um diesen Bereich mit zu erfassen, ist der Persönlichkeitstest von Prof. Max Lüscher, der auf einer individuellen Farbwahl basiert. Er kann von Hand oder durch einen Computer ausgewertet werden und gibt klare, verwertbare Aussagen.

3.2.5. Herdcharakteristik

Alle bioenergetischen Untersuchungsverfahren sind geeignet, die Schmerzcharakteristik zu bestimmen, sollten jedoch zusätzlich auch die Ursache lokalisieren können. Ein Herdgeschehen kommt häufig in Betracht. Es kann lokale Schmerzen verursachen, bekanntermaßen aber auch Fernwirkungen entfalten, die eigenen Gesetzen unterworfen sind. Das Nervensystem dient dabei als Leitschiene. Die Grundlagen dazu wurden von Bergsmann ausgiebig erforscht und sind dort nachzulesen (Störfeldprojektion).

Zwei Besonderheiten sollten jedoch kurz angesprochen werden: Periphere Herde können sich nur streng homolateral projizieren. Der Schmerzort weist somit auf die Seite seines Ursprungs hin. Zentrale Herde (Kopf) können sich auf beide Seiten projizieren. Das ist für die Diagnostik wichtig.

Wegen unterschiedlicher Terminologie wird hier nochmals auf den Herd- bzw. Störfeldbegriff eingegangen.

Unter Berücksichtigung der Tatsache, daß dieses Krankheitsbild vorwiegend bei älteren Menschen, insbesondere Frauen auftritt, ist es verständlicherweise nicht einfach, Regenerationsprozesse in Gang zu setzen. Deshalb ist es auch notwendig, in Abhängigkeit vom Schweregrad sehr viele synergistisch wirksame Maßnahmen zu ergreifen, wozu auch Änderungen von Gewohnheiten der Patienten gehören.

Der Katalog umfaßt im Einzelnen:

- Lebensführung
- Ernährung
- Bewegung
- medizinische Maßnahmen

Die Frage, die sich bei allen therapeutischen Empfehlungen stellt, lautet immer: Was fördert die Bindegewebsregeneration (und wirkt damit anabol) und was schadet diesem Prozeß?

Bei der Lebensführung ist somit Streß, da katabol wirksam; ebenso schädlich wie das Rauchen.

Bewegungsmangel (viel Sitzen) ist besonders abträglich, da sich Knochen, der nicht ständig belastet wird, verstärkt abbaut. Sport wäre also gut, besser noch in Verbindung mit Gymnastik und leichtem Krafttraining.

Die Ernährung spielt eine besondere Rolle. Milch ist keineswegs (!) zu empfehlen, im Gegenteil. Durch die hohe Allergenpotenz der Milch verschlackt das Grundsystem noch mehr. Außerdem soll Kalk überhaupt nicht in den osteoporotischen Knochen eingebaut werden, solange sich das Bindegewebe nicht regeneriert hat. Rekalzifizierung ist also zunächst eher kontraindiziert.

Der Kalk wird ohnehin nicht allein durch Zufuhr von außen in den Knochen eingebaut (dazu braucht es Calcitonin), sondern belastet die Nieren und kann hier zu Steinbildung führen.

Die Ernährung sollte also nicht calciumreich, sondern siliciumreich sein (Kieselerde!), da hierdurch die Regeneration des Bindegewebes angeregt wird. Ganz stark involviert in diesen

Prozeß ist das Pankreas, was auf Siliziumgaben ebenfalls sehr positiv reagiert.

Die gesamte Nahrung sollte deshalb so ausgerichtet sein, daß die nötigen Nährstoffe enthalten sind, die zum Bindegewebsaufbau erforderlich sind, also etwa 2/3 Frischkost (Obst, Gemüse, Salat), was sehr gut entsäuert und ballaststoffreich ist, jedoch sollten reine Kohlehydrate (Kartoffeln, Getreide, Zucker, Reis, Mais) und (als Ausnahme) die Karotten stark reduziert werden. Kieselerde kann als Heilerde zur Nahrungsergänzung direkt zugeführt werden.

Fleisch und Fisch säuern zwar, wirken andererseits aber stark anabol, weshalb sie zusammen mit Salat und Gemüse erlaubt sind, ebenso Milchprodukte (in Maßen).

Das wäre in groben Zügen das, was der Patient selbst tun kann und sollte.

3.3.2 Untersuchungsmöglichkeiten

Welche diagnostischen Möglichkeiten haben wir?

Die Knochendichtemessung gibt nur indirekte Hinweise, da die Dichte nur den nicht relevanten Kalksalzgehalt angibt, jedoch nichts über den Bindegewebsabbau sagen kann.

Das Röntgenbild der Wirbelsäule z.B. zeigt meistens den bereits eingetretenen Schaden mit Zusammensinterung der Wirbelkörper, also auch nur indirekte Hinweise, jedoch wesentlich preiswerter, als die Dichtemessung und weniger belastend.

Was sagen uns die Hormone? In der Menopause finden wir gewöhnlich deutlich erniedrigte Werte von Östrogen und Gestagen. Diese sind nur dann als pathologisch anzusehen, wenn FSH noch hoch ist, d.h. die Hypophyse nach mehr Hormonen verlangt, diese aber nicht bekommt. Dies wird insbesondere dann bedenklich, wenn dies schon weit unter dem 50. Lebensjahr vorkommt. Hier sollte auf alle Fälle versucht werden, die Ovarien wieder zu aktivieren. Dazu eignen sich Organpräparate der Firmen Heel oder Wala, sowie auch Regeneresen u.a.

Welche Hormone sind nun aber die entscheidenden? In Tierversuchen konnte gezeigt werden, daß die Knochenbrüchigkeit nicht vom Östrogen-, sondern vom Gestagenspiegel, bzw. dem Progesteron abhängt. Unter Östrogenen wird mehr Kalk eingelagert, unter Gestagenen aber das Bindegewebe gekräftigt.

Wenn es nicht gelingt, die zu früh reduzierte Ovarialfunktion wieder zu aktivieren, und Hormone substituiert werden müssen, dann wenigstens in physiologischer Weise, z.B. mit Presomen comp., das natürlichen Ursprungs ist.

Die alleinige Gabe von Östrogenen wäre also eher schädlich!

Weitere diagnostische Hinweise erhalten wir durch die Familienanamnese. Offensichtlich gibt es auch eine genetische Disposition (wie die Mutter, so die Tochter).

Die modernen bioelektronischen Testverfahren erlauben es, sehr viele „Dauerstreßfaktoren" aufzuspüren wie Schwermetallbelastungen, Wohngifte, Pestizide, Isektizide, Virus- oder bakterielle Belastungen, sowie Störfelder. Alle diese Belastungen wirken katabol und sollten deshalb nach Möglichkeit abgebaut werden.

3.3.3. Therapiekonzept

Der Dauerstreßabbau kann ganz gezielt mit den Giften selbst oder den entsprechenden Nosoden mit der Biophysikalischen Informations-Therapie (BIT) durchgeführt werden, oder allgemein unter Einsatz der Matrix-Regenerations-Therapie (MRT). Hier sind meist 6 bis 8 Sitzungen im Wochenabstand erforderlich.

Die Störfeldsanierung erfordert oftmals eine interdisziplinäre Zusammenarbeit, wobei hier neben dem HNO-Arzt in erster Linie auch der Zahnarzt gefordert ist, sowohl diagnostisch wie therapeutisch. Bei der Sanierung sollte aber auch hier möglichst mit BIT unterstützt werden, damit alle pathologischen Informationen im Organismus vollständig eliminiert werden können.

Optimiert werden kann das ganze durch den Einsatz des Stoffwechseltest- und Therapie-Gerätes (STT), womit lokal das Ausmaß der katabolen Stoffwechsellage gemessen werden kann, was auch wichtig für die Verlaufskontrolle ist. Gleichzeitig kann die Abweichung von der Norm mit dem gleichen Gerät auf biophysikalischem Wege innerhalb weniger Minuten ausgeglichen werden. Diese Behandlung muß aber einige Male wiederholt werden, solange die Dauerstreßfaktoren noch vorhanden sind. Mit fortschreitender Sanierung stabilisieren sich aber die Meßwerte und der positive Effekt hält länger an.

Wer zusätzlich auf dem Klavier der Konstitutionstherapie erfolgreich spielen kann, sollte dies tun. Hier lohnt sich die Anwendung der 5-Elementen-Lehre, um den konstitutionellen Schwachpunkt (KSP) bestimmen zu können. Dabei wird gleichzeitig das psychische Korrelat eruiert und bei der Therapie, die meist in der Anwendung von Farben besteht, mitbehandelt.

Ein anderer Weg wäre die Repertorisation des homöopathischen Konstitutionsmittels oder eine Metalltherapie.

Weitere Möglichkeiten wären Sauerstoff-Therapien wie z.B. HOT, Eigenblutbehandlungen, orthomolekulare Medizin, kurz, alles was den Stoffwechsel anabol anregt, die Matrix entgiftet und den Bindegewebsaufbau fördert.

Sehr hilfreich können auch (starke) Magnetfeldbestrahlungen sein, die über die Induktion von schwachen elektrischen Strömen an den Knochenzellmembranen zu einer Aktivierung der Osteoblasten führen.

Nicht zu vergessen ist das intensive Bewegungstraining und die kohlehydratarme Diät (Vergl. 7.2 Seite 136).

Damit schließt sich der Kreis einer ganzheitlichen Osteoporosetherapie. Die Umweltfaktoren werden dabei ebenso berücksichtigt wie die Lebensweise, die inneren Dauerstreßfaktoren und die seelisch-geistige Grundstimmung.

Zur besseren Übersichtlichkeit werden die einzelnen Schritte nochmals zusammengefaßt.

A Diagnose

- Anamnese (familiäre Belastung, schwere Infekte, Impfschäden, tox.Belastungen)
- körperliche Untersuchung (Narben, Störfelder)
- Labor (Hormonstatus, Entzündungsparameter)
- Röntgen

B Therapie

- Stoffwechseltest und -Therapie (einmal pro Woche am Anfang, später seltener)
- Matrix-Regenerations-Therapie (einmal pro Woche, 6-8 x)
- Konstitutionstherapie (Farb-Ton-Therapie, Homöopathie, Metalltherapie)
- Abbau der Dauerstreßfaktoren (B-I-T, Nosoden, chirurgisch)
- Ausgleich des Hormonspiegels (Anregung d. Ovarien, gezielte Subst. v. Progest.)
- Gabe von siliziumhaltigen Medikamenten (Silicea D6, Equisetum, Heilerde)
- Symbioselenkung (bei Verdacht auf Dysbiose und/oder Mykose)
- Sauerstofftherapie (z.B.HOT)
- Eigenblutbehandlungen
- Enzymtherapie
- Magnetfeldbestrahlungen (starke Felder bis ca.500 Gauß)

C Begleitmaßnahmen

- Streßabbau und Vermeidung katabol wirkender Faktoren (z.B. Rauchen)
- kohlehydratarme, ballaststoffreiche Ernährung mit überwiegend Frischkost
- viel Bewegung, dosiertes Krafttraining und Gymnastik

Der Einsatz der unterschiedlichen Maßnahmen richtet sich nach Alter und Schweregrad des Leidens, sowie den Möglichkeiten der Praxis. Die Auswahl muß auch unter ökonomischen Gesichtspunkten getroffen werden. Es sollte jedoch bedacht werden, daß mit jeder Therapie, die Entgiftung und Regeneration fördert, auch das Gesundheitspotential gesteigert wird und somit auch Kosten für die Zukunft eingespart werden.

3.4. Das Allergieproblem aus ganzheitlicher Sicht

3.4.1. Allgemeine Ausführungen

Die Allergien traten in diesem Ausmaß erst einige Jahre nach dem Krieg auf, zu einer Zeit, als immer mehr „Wohlstandsnahrung" auf den Markt kam - jede nur denkbare Form von Süßigkeiten, Lebensmittel mit Geschmacksverbesserern, Farbstoffen, Konservierungsmittel und dann auch noch angereichert mit Pestiziden, Herbiziden Hormonen...

Was sollte der Organismus mit all den Verbrennungsrückständen machen, die er mangels passender Enzyme nicht mehr abbauen konnte? Es blieb ihm nur die Möglichkeit, Schlacken und Gifte im Grundsystem, in der Matrix abzulagern. Das kann nur eine beschränkte Zeit gutgehen, bis dann die Regulationsfähigkeit des Organismus eingeschränkt oder in einigen Bereichen sogar ganz aufgehoben wird. Die eingetretene „Starre" als Zeichen der schweren Terrainschädigung ist die Ursache für die Chronifizierung von Krankheiten.

Entzündungen heilen nicht mehr auf natürliche Weise aus und werden zum Herd. Davon können sich im Laufe der Zeit einige etablieren, die eine erhebliche Belastung des Immunsystems darstellen, da auf diese Weise Kapazität gebunden wird.

„Dauerstreß´" ist die Summe aller Belastungsfaktoren, welche das gesamte Krankheitspotential verkörpern, das den Weg für die individuelle Krankheit ebnet. Wieviele von den Dauerstreßfaktoren im Einzelfall verkraftet, d.h. kompensiert werden können, hängt nun wieder von der Konstitution ab. Hier ist die psychische Verfassung sehr stark involviert. Je nachdem „wie gut man drauf ist", kann an einem Tage mehr verkraftet werden, am anderen weniger.

Eine Übersicht über die Dauerstreßfaktoren gibt Abbildung 1 (Kap. 2.2). Zu beachten ist hierbei, daß unter dem Terrain das Zelle-Milieu-System, d.h. die Matrix in ihrer Versorgungs-, Entsorgungs- und Schutzfunktion gegenüber der Organzelle zu verstehen ist. Dieses Grundsystem macht ca. 85% der gesamten Zellmasse des Organismus aus.

Die Allergie, ebenso wie Mykosen sind als ***Symptome*** zu begreifen, die durch eine Entgleisung dieses Terrains entstehen, nicht jedoch als eigenständige Krankheiten.

Über die Störung des fundamentalen Minutengrundrhythmus, der die Basis aller Biorhythmen darstellt, kommt es zu einem Mangel an ATP, welche normalerweise rhythmisch im 1,5 Minuten-Takt ausgeschüttet wird. Dadurch kann die K-Na-Pumpe nicht mehr voll arbeiten und das Zellpotential von -90 mV läßt sich nicht mehr erreichen. Die Folge ist eine massive Stoffwechselreduktion, nicht nur was den Aufbau von Metaboliten anbelangt, sondern auch die Entgiftungsleistung der Zelle leidet darunter. Die kybernetischen Regelkreise können nicht mehr wirksam werden. Am Schluß dieses Circulus steht die Funktionsunfähigkeit des Gewebes.

3.4.2. Diagnostik

Das Ausmaß der Terrainschädigung steht also im Vordergrund und nicht primär die Art und Zahl der Allergene. Der Patient ist ja bereits Allergiker. Also interessiert uns die Frage nach dem Warum mehr als nach dem Worauf. Wenn es uns nämlich gelingt, die Allergiebereitschaft zu senken, dann spielen die einzelnen Allergene ohnehin keine Rolle mehr.

Das Erfragen und testen auf Dauerstreßfaktoren und deren Hierarchisierung (Vergl. Kap. 2.4.4 Seite 66) gibt uns die notwendigen Hinweise.

Eine Austestung der Allergene, insbesondere der Nahrungsmittelallergene macht nur Sinn am Schluß, nachdem die verschiedenen Dauerstreßfaktoren bereits ausbehandelt wurden, um noch verbliebene Restbelastungen zu bestimmen. Sie werden als Auslöser betrachtet (Vergl. Kap. 2.4.5), nicht jedoch als Ursache.

Die Testung von Nahrungsallergenen über Rast oder Prick macht wenig Sinn, da hier auch Unverträglichkeiten eine Rolle spielen, die damit nicht erfaßt werden. Den bioenergetischen Testverfahren ist deshalb der Vorzug zu geben (Vergl. Kap. 3.1).

3.4.3. Die Behandlung der Allergieneigung

Der *Therapieansatz* für die Allergie geschieht nun von zwei Seiten. Der Organismus muß auf der einen Seite logischerweise von den Einzelfaktoren entlastet werden, soweit dies möglich und vom Aufwand her vertretbar ist. Dies entlastet das Immunsystem. Die Regulationsfähigkeit wird verbessert und damit auch die Stoffwechselanpassung des Gewebes. Das Gesamtkonzept zielt also in die Richtung einer gründlichen Entgiftung (Dauerstreßabbau).

Parallel dazu, nach Möglichkeit schon vorher, sollte die *Konstitution* des Patienten gestärkt werden, um einerseits mit den Belastungen besser fertig zu werden, andererseits aber auch bessere Voraussetzung für die Behandlung selbst zu schaffen, da diese für den Patienten belastend sein kann.

In dieser Weise werden alle chronischen Patienten in der Praxis behandelt, nachdem zuvor über verschiedene Untersuchungsmethoden, schulmedizinische wie auch energetische Testverfahren die verschiedenen Dauerstreßfaktoren zugeordnet wurden und der konstitutionelle Schwachpunkt über die 5-Elementen-Lehre der Akupunktur ermittelt wurde.

Das darauf basierende Therapiekonzept, das jeweils individuell angewandt wird, kann mit verschiedenen Möglichkeiten durchgeführt werden, die in der Praxis zur Verfügung stehen. Es entspricht aber immer unserem ganzheitlichen Therapiekonzept (siehe Anhang Kap. 7.1 Seite 136).

Eine Allergiebehandlung mit der BIT hat also nichts mit irgendwelchen „Allergielöschungen" zu tun, sondern es wird versucht, kausal die multifaktoriellen Ursachen für die Allergiebereitschaft zu ermitteln.

Zu unterscheiden davon sind die sog. „Ausleitbehandlungen", wenn der Auslöser wieder verträglich gemacht werden soll (siehe dort). Damit wird der Auslöser, nicht aber die Ursache behandelt.

Mit dem VEGA-STT ist es möglich, die Stoffwechsellage des Patienten (anabol, bzw. katabol) innerhalb weniger Minuten auszugleichen, was einen initialen Heilungsschub (z.B. bei Neurodermitis) bewirken kann.

Mit der Audiocolor-Therapie wird eine individuelle konstitutionsstärkende Therapie mit Farben und Tönen durchgeführt, wobei das Besondere die bipolare Anwendung ist. Bei dieser Art der Behandlung wird nicht nur der Organismus gestärkt, sondern es erfolgt auch eine intensive Wirkung auf die zugrundeliegende psychische Konfliktsituation. Durch diese Therapie können alte pathologische Verhaltensmuster aufgelöst werden.

Die Matrix-Regenerations-Therapie hat sich ebenfalls sehr bewährt, sogar bei Kindern (dann allerdings ohne Saugen, wenn sie noch sehr klein sind). Damit werden Schlacken und Gifte mechanisch im Bindegewebe mobilisiert und auf energetischem Wege neutralisiert. Der Gleichstrom polt das Gewebe um, wodurch der pH-Wert ansteigt und die Glykolyse gefördert wird. Es handelt sich hierbei um eine gründliche Basisentgiftung, die außerdem immunstimulierend und antiallergisch wirkt.

Der Dauerstreßabbau wird mit [dem Vegaselect] der endogenen BIT durchgeführt und stellt den entscheidenden Schritt zur gezielten Entgiftung dar. Über Nativpräparate oder Nosoden werden Informationen in den Körper eingeschleust (via elektromagnetische Schwingungen), die gezielt bestimmte Systeme ansprechen und dort zu einer verstärkten Ausscheidung der unerwünschten Stoffe führen (Aufmerksamkeitssignal).

Am Schluß der einzelnen Therapiesitzungen, die sich in Art und Häufigkeit nach der Schwere der Erkrankung richten, wird ein Kontrolltest durchgeführt, der die noch vorhandene Allergieneigung zeigt. In den meisten Fällen sprechen keine Allergene mehr an und sind die Symptome, z.B. Neurodermitis abgeheilt. Die wenigen Patienten, bei denen noch Belastungen nachweisbar sind, werden nachtherapiert oder erhalten am Schluß noch eine Allergieausleitung.

Es sollen hier auch gleich die Therapiehindernisse erwähnt werden.

An erster Stelle steht wie immer die Psyche. Nicht wenige Patienten benutzen ihre Krankheit, um Machtansprüche durchzusetzen. Heilung käme einer Entwaffnung gleich. In diesen Fällen ist viel Gesprächsarbeit nötig.

Der zweite wichtige Punkt sind die Dysbiosen, meist mit Darmmykose vergesellschaftet. Hier muß parallel eine gründliche und fachgerechte Symbioselenkung erfolgen.

Bei konsequenter Anwendung o.g. Therapieschritte nach entsprechender Diagnostik, kann mit diesem ganzheitlichen Konzept eine ausgesprochen erfolgreiche Behandlung der Allergien erfolgen mit echten Heilungschancen, die weit über die Möglichkeiten der Schulmedizin hinausgehen. Vielleicht ist das aber auch der Grund, warum uns die wissenschaftliche Anerkennung bis heute verwehrt wurde.

4. Biophysikalische Informations-Therapie - Mystik oder Physik?

4.1. Allgemeine Ausführungen

Als Dr. Franz Morell 1977 die MORA-Therapie ins Leben gerufen hatte, konnte er nicht ahnen, was er als Erbe hinterlassen würde. Damals war es noch eine Methode, die im kleinen Kreis einiger EAV-Therapeuten betrieben wurde. Keiner nahm Notiz davon.

Im Laufe der Jahre wurde das Therapieverfahren immer mehr ausgebaut und verfeinert. Es gewann immer mehr Freunde. Auch andere Firmen interessierten sich dafür und bauten eigene Geräte. Es kam zu einem regelrechten Boom. Inzwischen existieren fast 20 Gerätehersteller und es gibt etwa 10.000 Therapeuten weltweit.

Auf vielen Seminaren im In- und Ausland wurden Jahr für Jahr hunderte Therapeuten ausgebildet. Die Therapieerfolge in den Praxen machten viele Patienten glücklich, die manchmal als unheilbar galten. Sie riefen aber auch die Krankenkassen auf den Plan, da die Methode verstärkt in den Rechnungen auftauchte. Wenn es um Geld geht, dann wird oft nach Wegen und Möglichkeiten gesucht, um eine Zahlungspflicht zu umgehen. Also suchte man Schwachstellen, setzte „Experten" in Gang, die den „Unfug" entlarven sollten, schreckten auch vor Falschbehauptungen und Unterstellungen nicht zurück, ja nicht einmal vor üblen Diffamierungen wie „Scharlatanerie", „Betrug", „Humbug" u.ä..

Es war auch plötzlich Geld für Studien da, woher auch immer, um die Unwirksamkeit zu beweisen. Die Geräte wurden analysiert und als untauglich abqualifiziert.

Einerseits könnte man Stolz sein auf so viel Publicity. Haben wir doch gerade Stadium 2 nach Schoppenhauer erreicht (Durchsetzung einer neuen Idee). Andererseits ging die Medienkritik, insbesondere das quotenabhängige Fernsehen in den letzten Monaten entschieden zu weit. Da wurden Sekten (Scientology) ins Spiel gebracht und jede Fairneß fallengelassen.

4.2. Kritik an der Kritik

1. „Kofler"-Studie, Innsbruck

- Austestung der NM-Allergene über EAV
- Vergleich der Ergebnisse mit Prick-Test
- Therapiedurchführung von nicht ausgebildetem Personal
- Verwendung von Standardprogrammen, nicht individuell
- lineares Kausalitätsdenken, statt Ursachensuche

Auswertung:

- 53 Patienten Verumgruppe gegen 8 (!) der Placebogruppe
- Prick-Test-Ergebnisse wurden als Referenz genommen
- Lebensqualität wurde nicht berücksichtigt

Fazit: Methodische Unzulänglichkeiten. Der Beweis für die Unwirksamkeit konnte nicht erbracht werden, Studie wurde auch nie veröffentlicht.

2. **B-I-THERAPIE wird ständig mit Allergietest verwechselt („Bioresonanztest")**

3. **Keine Unterscheidung der verschiedenen BIT-Verfahren (endogen, exogen usw.)**

4. **Es gibt keine Abstrahlung von EM-Schwingungen des Menschen! (Kritik = Ignoranz)**

5. **Das B-I-T-Gerät ein Fourieranalysator! Keines der Geräte enthält ein solches Bauteil**

6. **Bioresonanz = BICOM = Allergielöschung = Scientology**

7. **„Hochfrequenz-Bioresonanz", falsche Einschätzung des Frequenzbereiches**

8. **Mangels Vorbildung wird von „Mystik" gesprochen**

Was ist nun Biophysikalische Informations-Therapie wirklich?

Vielleicht wäre es zunächst angebracht, an dieser Stelle zu sagen, was sie **nicht** ist. Sie ist keine Allergiediagnostik. Sie ist auch nicht gleichzusetzen mit „Allergielöschung". Sie hat ebenso wenig mit Scientology zu tun. Ein früherer Hersteller war tatsächlich Scientologe. Daraus kann jedoch nicht abgeleitet werden, daß die ganze Methode, die Geräte und alle Anwender Scientologen sind.

Sie ist auch keine „Hochfrequenz-Bioresonanz" wie erst kürzlich behauptet wurde, und sie beruht auch nicht auf mystischen Vorstellungen, an die man glauben muß.

Die Erfolge unserer Therapie, die früher noch vehement bestritten wurden, sind so vielzählig, und die Zahl der geheilten Patienten so groß, daß sie nicht mehr geleugnet werden können. Deshalb wurde jetzt von den Kritikern die Strategie geändert. Die Erfolge werden eingestanden, aber - es sind alles reine Placebo-Wirkungen. Die Geräte wurden bereits als „Hightech- Placebo-Maschinen" bezeichnet.

Es stellt sich hier allerdings die Frage, wie sich die gleich guten Therapieerfolge bei Kleinstkindern, Tieren und sogar Pflanzen erklären lassen.

Klar dürfte sein, daß bei der Bewertung der B-I-T nicht nur der Gesichtspunkt einer neuen Möglichkeit des Heilens im Vordergrund steht, sondern ganz harte wirtschaftliche Interessen einer großen Gruppe, die Milliardensummen an den Kranken verdient. Für diese stellt jedes Verfahren, das ohne Medikamente auskommt, eine Bedrohung dar. Viele der Reaktionen in der Öffentlichkeit, der Gutachten, der Stellungnahmen usw. haben sicherlich damit sehr viel zu tun. Pikanterweise forschen aber gerade diese Unternehmen im stillen Kämmerlein sehr intensiv an der Beeinflussung des Organismus durch elektromagnetische Frequenzen.

Ein anderer Gesichtspunkt ist die Erstattungspraxis von Versicherungen. Niemand kann von ihnen verlangen, daß sie die Kosten für zweifelhafte Therapiemethoden a priori übernehmen.

Vorstellbar wäre allerdings eine erfolgsorientierte Erstattungspraxis, wie sie bei verschiedenen naturheilkundlichen Verfahren üblich ist. Insbesondere dann, wenn nachweislich andere Methoden versagt haben oder die Krankheit selbst als austherapiert oder unheilbar gilt.

Die Praxis zeigt jedoch das Gegenteil. Von den Versicherungen (privat wie gesetzlich) wird gemeinsam Front gemacht gegen die B-I-T und völlig ungeprüft o.g. Unterstellungen herangezogen. Versicherungsärzte, bzw. der Medizinische Dienst helfen dabei kräftig mit. Das wäre auch noch einigermaßen verständlich, wenn es sich bei der B-I-T um ein besonders teures und damit unwirtschaftliches Verfahren handeln würde, aber genau das Gegenteil ist der Fall.

Um das herauszufinden wurde in diesem Jahr eine Pilotstudie der Betriebs-Krankenkassen in Nordrhein-Westfalen begonnen mit der Fragestellung, ob Naturheilverfahren generell geeignet sind, gegenüber der Schulmedizin die Kosten zu senken, indem sie bei chronischen Krankheiten besonders wirksam sind. Mit dabei war z.B. Akupunktur, Homöopathie, EAV und auch die B-I-T. Jetzt zog man Zwischenbilanz. Diese fiel eindeutig positiv für die Naturheilverfahren aus. Ausgesprochen pikant ist dabei allerdings, daß das Wissenschaftsministerium verlangt hat, daß die EAV n. Voll und die B-I-T aus der Erprobung herausfallen, weil sie auf der Liste unwirksamer Verfahren der Krankenkassen stehen.

Wer sich also die Mühe macht einmal genau hinter die Kulissen zu schauen, und sieht, welche Machtinteressen hier im Spiele sind, der wird feststellen, daß es zum Himmel stinkt.

Nach diesem langen Vorspann darf ich mich nun der Beschreibung der Methode zuwenden.

Wir sprechen von Informationstherapie. Damit ist schon das meiste gesagt. Zwei Dinge müssen dazu erklärt werden: Was ist Information und was soll informiert werden?

Information heißt wörtlich übersetzt: In Form bringen. Der Aufbau materieller (Gewebs-) Strukturen ist also an Information, also einen Bauplan gebunden. Die Information kann nur energetisch übertragen werden.

Information ist Schwingung, jede nichtchaotische Schwingung enthält Information.

Die Hauptarbeit der Zelle besteht in Stoffwechselfunktionen. In jeder Zelle laufen pro Sekunde(!) 30.000 bis 100.000 chemische Reaktionen ab. Das sind im gesamten Organismus etwa 10^{18} Reaktionen pro Sekunde! Der gesunde Menschenverstand sagt bereits, daß bei dieser astronomischen Zahl an Stoffwechselreaktionen eine sehr präzise und ausgesprochen schnelle Steuerung erforderlich ist, da ansonsten die Gefahr bestünde, daß der Organismus in kurzer Zeit verglühen könnte. Kein Molekül, kein Enzym, kein Hormon ist dazu in der Lage.

Aus der Biophotonenforschung wissen wir aber, daß die Lösung in der DNS und ihren laserartigen Steuerimpulsen zu suchen ist (Photonen). Einzelne Quanten können sogar eine Vielzahl von Reaktionen steuern. Die im Lichtfeld enthaltenen Photonen haben eine hohe Kohärenz (gleichfrequente Schwingung). Von ihnen können bis zu 1 Milliarde Reaktionen pro Sekunde getriggert werden! Ihre Reaktionszeit beträgt nur 1 nsec (10^{-9} Sekunden).

In diese Steuerphänomene direkt einzugreifen ist technisch unmöglich und wäre auch sicher nicht ungefährlich. Das ist aber auch nicht nötig, weil im viel tieferen Frequenzbereich (ELF) über Triggerfrequenzen der Stoffwechsel ebenfalls beeinflußt werden kann, wobei die körpereigenen Regulationskaskaden benutzt werden. Da hier im Krankheitsfalle vorliegende Blockaden dieses Unterfangen zunichte machen können, sollten die tieferliegenden Ursachen für diese Blockaden zuerst aufgespürt (Dauerstreßfaktoren, wozu auch die Psyche gehört) und gezielt abgebaut werden (auch mit der B-I-T). Dazu wurden entsprechende Behandlungsmodelle entwickelt (siehe später).

4.3. Wissenschaftliches Fundament der B-I-T

4.3.1. Erweiterte Heimsche Allgemeine Quantenfeld-Theorie (computergeprüft)

- 12 - dimensionales Universum
- Dualität der Materie (Welle - Teilchen)
- 6 Dimensionen umfassen die Quantenfeldstruktur, die mit den 6 Dimensionen materieller Zustandsformen wechselwirken
- biologische Prozesse sind immer nur 6-dimensional korrekt beschrieben

4.3.2. Biophotonen-Theorie n. Popp

- universeller Informationsaustausch im Organismus
- Photonen steuern 10^{18} Stoffwechselreaktionen/Sec.
- DNA als Sender-Empfänger-System hoher Resonatorgüte
- Langreichweitige Wechselwirkungen
- Empfindlichkeit des Systems paßt sich der Signalstärke an
- Holografisches neuronales Funktionsmodell

Problem:

Der Naturwissenschaft, die auf dem mechanistischen Denkmodell von Newton aufbaut, fehlen die Grundlagen, um diese quantenphysikalischen Aspekte zu verstehen.

Von diesem wissenschaftlichen Fundament abgeleitet ergeben sich verschiedene Ansatzpunkte für die Therapiewirkung der B-I-T. Einzelheiten hierzu sind der Literatur zu entnehmen.

Nur durch eine Neuorientierung der Wissenschaft, wodurch der Mensch nicht mehr dem mechanistischen Denken Newtons unterzogen wird, könnte das Verständnis für unsere Methode wachsen. Deshalb geht auch jede Forderung der Schulmedizin an uns, Wirkungsnachweise nach den Regeln dieses überholten Weltbildes zu erbringen, am Prinzip vorbei. Die Erfolge der Naturheilverfahren begründen sich nämlich nicht (wie viele glauben) darauf, daß statt mit chemischen nun mit pflanzlichen Mitteln behandelt wird, sondern in erster Linie darauf, daß *mit* dem Patienten und *seiner ganz persönlichen Krankengeschichte* ein ganz *individuelles* Therapiekonzept erstellt wird. Die dabei eingesetzten Verfahren richten sich nach ihrer Effizienz, bezogen auf die Einzelpunkte des Therapieplanes (z.B. Neuraltherapie zur Störfeldbehandlung, Akupunktur zur Schmerztherapie usw.). Dabei spielen die Ausbildung und Erfahrung des Therapeuten die Hauptrolle.

Unter diesem Gesichtspunkt wird deutlich, daß Wirkungsnachweise problematisch sind, und zwar nicht nur für die Naturheilverfahren, sondern auch für die Schulmedizin. Von dieser wird immer wieder behauptet wie streng wissenschaftlich sie sei. Daß es in keiner Weise so ist, wird deutlich, wenn man sich vergegenwärtigt, daß Körper, Geist und Seele eine Einheit bilden. Von der Wissenschaft werden Geist und Seele jedoch amputiert, da sie nicht nachweisbar sind.

Wer die Einheit zerstört und nur Teile untersucht, dann aber vom Kleineren (streng wissenschaftlich) auf das Ganze schließt, muß irren. Ganz besonders dann, wenn es sich um ein hochkomplexes vernetztes System wie unseren Organismus handelt mit vielfältigen Wechselwirkungen.

Aber die unbelehrbaren Materialisten waren schon immer ein besonderes Volk. Max Planck hat die meiste Zeit seines Lebens damit zugebracht, Materie wissenschaftlich zu untersuchen. Das Resüme seiner Arbeit wurde berühmt. Er sagte:

„Die Materie an sich gibt es nicht. Alle Materie entsteht und besteht nur durch eine Kraft, welche die Atomteilchen in Schwingung versetzt und zu einem winzigen Sonnensystem zusammenhält. Da es aber im Weltall weder eine intelligente noch abstrakte Kraft gibt, so müssen wir hinter dieser einen - bewußten - Geist annehmen.

Nicht die sichtbare, vergängliche Materie ist das Reale, Wirkliche, Wahre, sondern der unsichtbare Geist ist das Wahre.

Da es aber einen Geist an sich nicht gibt, sondern jeder Geist einem Wesen zugeordnet werden muß, müssen wir zwingend Geistwesen annehmen, die ich mich nicht scheue, Gott zu nennen."

Vor so viel Ehrlichkeit und Offenheit können wir nur den Hut ziehen. Das heißt aber nicht, daß die Wissenschaft an sich nicht ehrlich und korrekt wäre. Ganz im Gegenteil. Hier gibt es jede Menge Vorschriften, die exaktes Arbeiten zur Erzielung bestmöglichster Resultate ermöglichen soll. Was dann daraus gemacht wird, geschieht durch Menschenhand mit allen Fehlern und Schwächen, die damit verbunden sind.

Das bezieht sich natürlich auch auf die Erforschung des komplexen Systems Mensch und die wissenschaftlichen Anforderungen an die Untersuchungsergebnisse.

Leitsatz der Wissenschaft:

Je komplexer das System, um so sinnloser werden exakte Aussagen.

Noch viel prekärer stellt sich allerdings die Situation dar, wenn man sich die Arbeitsgrundlage der Schulmedizin genauer anschaut.

Die Schulmedizin arbeitet, so lange sie existiert, ohne Wirk*samkeits*nachweise. Wirk*ungs*nachweise sagen nichts über die komplexen physiologischen Reaktionsmuster aus.

Doppelblindstudien (Wirk*ungs*nachweise) egalisieren das Patientengut und zerstören den Grundsatz der Naturheilverfahren, ganz individuell zu behandeln.

4.4. Anforderungen an Nachweisverfahren:

- ***Das Individuelle der Therapie muß erhalten bleiben***
- ***Die Therapie muß eine Reaktionsantwort des Organismus herbeiführen (Wirkung).***
- ***Die Entropie (Chaos) sollte abnehmen, der Ordnungsgrad steigen (Wirksamkeit).***

Der Hauptirrtum unserer derzeitigen Wissenschaft und m.E. auch das Haupthindernis für echten Fortschrift, besteht im völlig mißverstandenen Aufruf von Galilei, zu untersuchen, zu messen und zu wiegen. Was nicht meßbar sei, sollte meßbar gemacht werden. Die Wissenschaft hat daraus abgeleitet, daß alles, was nicht meßbar ist, auch nicht existiere! Mit einer unglaublichen Ignoranz wird das auf viele Bereiche des täglichen Lebens angewandt, so daß es oft schon ins Lächerliche geht. Jeder erfährt an sich selbst immer wieder die positive (oder manchmal auch negative) Ausstrahlung eines anderen Menschen, wodurch Sympathie (oder Antipathie) begründet sind. Der Volksmund spricht von „gleicher Wellenlänge", wenn sich zwei Menschen gut verstehen. Die Physik ist bis heute nicht in der Lage, derartige Oscillationen zu messen. Statt sich nun zu bemühen neue, wesentlich empfindlichere Detektoren zu entwickeln, um die beobachtbaren Phänomene nachweisen zu können, werden diese als nicht existent bestritten. Dabei gilt der Grundsatz: Was man nicht messen kann, gibt es nicht.

Eine wissenschaftliche Aussage kann nur dann als seriös gelten, wenn kein Zweifel daran gelassen wird, daß nur ein Versuch unternommen wurde, Naturphänomene zu beschreiben und zu erklären. Mißlingt dieser, bleibt die Existenz der Phänomene davon unberührt.

Das Versagen ist allein eine Frage der Unzulänglichkeit der Experimente oder theoretischen Erklärungsmodelle.

Das Experiment ist dazu da, die Phänomene zu erklären, nicht deren Existenz zu beweisen, denn die Phänomene sind mit und ohne Wissenschaft vorhanden.

Die Aussage: „Es kann nicht sein, weil es wissenschaftlich nicht nachweisbar ist,“ ist geprägt von unwissenschaftlichem Denken.

Der Spaß hört aber dann auf, wenn aus diesem Unglauben heraus schwer kranke Menschen leiden müssen und ihnen neue, hochwirksame Therapieverfahren wie die B-I-T vorenthalten werden.

Das bedeutet also, daß neue Methoden erarbeitet werden müssen, um sinnvollere Untersuchungen und Beweise zu erbringen. Diese können nur auf den neuen Grundlagen der Wissenschaft basieren, die sich von der Quantenphysik ableiten.

Genau das ist jetzt Prof. Klima vom Atomphysikalischen Institut der Universität Wien gelungen. Unsere Ärzte-Gesellschaft hat eine Studie finanziert, mit der nicht nur (doppelblind) bewiesen werden konnte, daß durch B-I-T Informationen auf den Organismus übertragen werden können (körpereigene Frequenzen!), sondern noch viel mehr:

Es konnte auch bewiesen werden, daß es zu einem positiven therapeutischen Effekt kommt, der sich in einer signifikanten Erhöhung des Ordnungsgrades des menschlichen Organismus zeigt.

Damit wurde erstmals ein streng wissenschaftlicher Wirkungsnachweis für die B-I-T erbracht und außerdem noch ein Wirksamkeitsnachweis! Das Verfahren selbst und erste Ergebnisse wurden von Prof. Klima anläßlich der medizinischen Woche in Baden-Baden 1996 vorgestellt.

Im Laufe der Jahre wurde die B-I-T immer weiterentwickelt. Sie steht heute auf 4 Säulen.

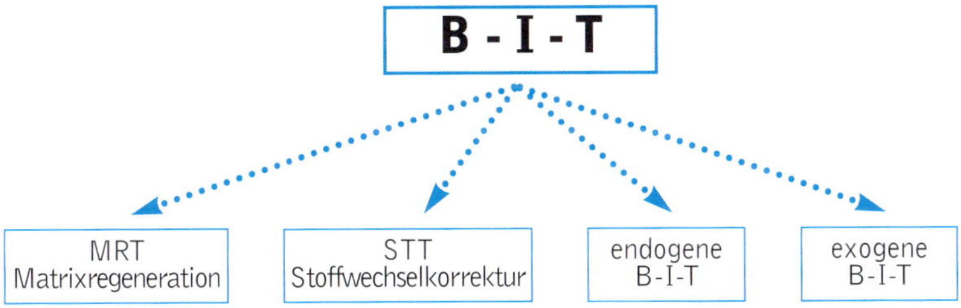

Die Anwendung der Methode wurde ebenfalls immer weiterentwickelt und verfeinert. Gleichzeitig wurden damit auch neue Grundlagen und Konzepte für den gesamten Bereich der Naturheilverfahren geschaffen.

Die Biophysikalische Informations-Therapie stellt sich mit seinen theoretischen Grundlagen und der praktischen Anwendung inzwischen als ein umfangreiches Teilgebiet der Medizin dar. Aus diesem Grunde ist eine umfassende Ausbildung erforderlich, die von unserer Ärzte-Gesellschaft für B-I-T angeboten wird.

4.5. Ausbildungsprogramm der B-I-T

Basiskurs		1 1/2 Tage
Testkurs		1 1/2 Tage
Aufbaukurs 1		1 1/2 Tage
Aufbaukurs 2		1 1/2 Tage
Intensiv-Wochenseminar		5 1/2 Tage
Teilnahme an Kolloquien	je	2 1/2 Tage

2 Jahre praktische Erfahrung

Abschlußprüfung mit Zertifikat „Experte der B-I-T"

Gesamtausbildungszeit mindestens 100 Std.

Damit werden hohe Anforderungen an die Qualität der Ausbildung gestellt. Es soll sichergestellt werden, daß unsere Methode den Stellenwert behält, den sie heute in Anwenderkreisen hat und ungerechtfertigter Kritik trotzen kann.

Wir sind die Pioniere für den neuen zukunftsweisenden Weg der Medizin. So wie sich in Industrie, Technik, Kommunikation und dem täglichen Leben die Elektronik unaufhaltsam durchsetzt, können die anstehenden Probleme der Medizin nur über die energetischen Therapieverfahren gelöst werden. Das ist nicht nur unsere Auffassung, sondern auch die von hochkarätigen Wissenschaftlern. Momentan müssen wir noch den Kopf hinhalten für die Hiebe unserer Gegner. Wir haben aber eine große Macht hinter uns, die immer stärker wird: Es sind die tausenden von Patienten, denen seit nunmehr 20 Jahren durch die B-I-T in oftmals aussichtslosen Fällen Hilfe gewährt werden konnte.

5. Begründung der Kostenerstattung für die besonderen Therapierichtungen der Biologischen und Bioenergetischen Medizin

5.1. Darstellung naturheilkundlicher Prinzipien

Naturheilkundliche Behandlungsformen unterscheiden sich grundsätzlich von der herkömmlichen schulmedizinischen Auffassung. Es werden in erster Linie funktionelle Zusammenhänge untersucht und behandelt, welche das komplizierte Zusammenspiel der einzelnen Systembereiche des Organismus stören können. Die dazu notwendige Diagnostik muß zwangsläufig über die herkömmlichen schulmedizinischen Verfahren hinausgehen, da durch Blutuntersuchungen oder auch sehr teure bildgebende Verfahren nur Aussagen über den Zustand eines Gewebes gemacht werden können, nicht jedoch über dessen Funktion, da die Dimension der Zeit fehlt.

Der leider oft gemachte Rückschluß von klinischen Normalwerten auf eine normale Funktion ist einer der größten Irrtümer der Medizin. Weil die Blutwerte normal sind, werden tagtäglich deshalb an Funktionsstörungen erkrankte Patienten zu Psychopathen abgestempelt. Nur durch weiterreichende Untersuchungstechniken, die auch die Regulationsfähigkeit des Gewebes und damit das Reiz-Antwort-Verhalten erfassen, lassen sich Funktionszustände beurteilen. Diese Methoden orientieren sich vorwiegend an den elektrischen Potentialen und Widerständen der einzelnen Körperbereiche, wobei die anatomischen Erkenntnisse westlicher Medizin (z.B. Head`sche Zonen) ebenso berücksichtigt werden wie die Akupunkturlehre.

Die Entstehung von Krankheiten wird aus naturheilkundlicher Sicht wiederum nicht linear kausal im Sinne der Schulmedizin gesehen, sondern multikausal (Dauerstreßfaktoren), wobei der Organismus als ein vernetztes System aufgefaßt wird. Der Grund für das Ausbrechen einer Krankheit ist immer in einer Überforderung der Selbstregulation der Matrix (entspricht dem Grundregulationssystem nach Pischinger) zu sehen, die als Versorgungs-, Entsorgungs-, Schutz- und Steuersystem der Organzellen zu verstehen ist und ca. 85% der Körperzellmasse ausmacht. Darüber existieren umfangreiche wissenschaftliche Forschungen. Trotzdem wird diese Tatsache von der Schulmedizin ignoriert.

Aber gerade hier sind die Depots von Schlacken und Umweltgiften zu suchen, welche primär zu Funktionsstörungen führen können und deshalb schon immer Hauptbestandteil naturheilkundlicher Betrachtungen waren. Die gründliche Entgiftung, ganz gleich auf welche Weise dies geschieht, zählt zu den Prioritäten jeder Behandlung, die nicht nur Symptome unterdrücken soll (Allopathie), sondern auf Heilung ausgerichtet ist, damit die kybernetischen Regelkreise wieder ungestört wirken können.

Der Einfluß der Psyche, ebenso die Konstitution des Patienten sind weitere Schwerpunkte in Diagnostik und Therapie.

Ein intaktes Immunsystem verfügt über ein immenses Heilungspotential, was immer wieder unterschätzt wird, wodurch in Einzelfällen sogar Spontanheilungen bei Krebs möglich sind.

Nur durch eine konsequente Entlastung, z.B. durch Ausleitung von Schlacken und Giften, Herdsanierung o.ä., sowie aktive Unterstützung der Psyche und des Immunsystems können chronische Krankheiten zum Abheilen gebracht werden.

Die Schulmedizin leistet hervorragende Arbeit in der Akutversorgung oder auch bei Operationstechniken. Sie versagt bei der Behandlung chronischer Krankheiten jedoch völlig, da der linear kausale Denkansatz falsch ist, weil es solche Vorgänge im Organismus nicht gibt. Durch allopathische Vorbehandlungen (Antibiotika etc.) wird die Ausgangssituation zusätzlich weiter verschlechtert.

5.2. Ganzheitlicher Therapieansatz

Die Behandlung chronischer Krankheiten aus moderner naturheilkundlicher Sicht heißt, daß ein individuelles Konzept erstellt wird, das sich am Einzelfall orientiert. Dazu gehört die schulmedizinische Untersuchung, sowie eine erweiterte energetische

Diagnostik (SEG, DFM. Decoder, BFD, EAV, Vegatest o.ä.) zum Aufspüren der Dauerstreßfaktoren (Toxine, Herdbelastungen usw.), die zu Funktionsstörungen geführt haben.

Das Behandlungskonzept richtet sich dann genau nach den erhobenen Befunden und den Möglichkeiten, die in der Praxis gegeben sind.

Das Vorgehen orientiert sich dabei an der Konstitution, an der Stoffwechsellage, an der Regulationsfähigkeit und den verschiedenen Dauerstreßfaktoren, zu denen auch die psychischen Belastungen gehören. Eine umfassende, ganzheitliche Behandlung wird durch die Biophysikalische Informations-Therapie ermöglicht, die durchaus mit konventionellen Verfahren (z.B. Eigenblutbehandlung, Darmspülungen etc.) kombiniert werden kann, oder auch schulmedizinischen Methoden, wenn diese synergistisch wirken.

5.3. Beschreibung der Methode

Derartige Therapieformen wie die BIT werden von Schulmedizinern i.d.R. als unwissenschaftlich abqualifiziert, da die quantenphysikalischen Grundlagen nicht berücksichtigt werden. Die Wirkungsweise läßt sich mit dem bereits überholten Newton'schen mechanistischen Wissenschaftsdenken unserer Zeit nicht erklären. Die Quantenphysik hat aber bereits vor 70 Jahren den Weg gewiesen. Die Forschungen vieler Physiker weltweit zeigen die Funktionsmechanismen klar auf. (Siehe Literaturangaben Kap. 1.12 Seite 34)

In kurzen Worten zusammengefaßt läßt sich dazu sagen, daß unser Nervensystem nicht nur als ein Leitungssystem aufzufassen ist, das elektrische Reize von und zum Gehirn leitet, sondern als netzförmiges Kommunikationssystem, das mit dem Hormonsystem zu kybernetischen Regelkreisen verknüpft ist (Heine). Die Kommunikation geschieht über elektromagnetische Wellen (mit hohem Informationsgehalt), die bei Auftreten einer Resonanz (z.B. am Rezeptor) nicht nur Mediatoren, sondern auch Photonen (Quanten) freisetzen. Bei Toxinbelastungen des Organismus, bei psychischen Alterationen, bei Herdbelastungen, kurz - bei allen Formen von Dauerstreß werden die Steuerimpulse durch Fehlinformationen verändert, was zu Funktionsstörungen führt.

Verheerenderweise adaptiert sich der Organismus nach einer gewissen Zeit an diesen Zustand, wodurch eine Krankheit chronisch wird.

Erst durch einen Informationstransfer können derartig veränderte Steuersignale wieder normalisiert werden. Dies ist der eine Wirkort der Biophysikalischen Informations-Therapie (endogene oder exogene Signale).

Der andere Bereich bezieht sich auf die immensen Schadstoffmengen unserer Zeit (weit über 12 Millionen Umweltgifte), die unterschiedlich stark in der Matrix (Bindegewebe) oder in Fettsubstanzen (ZNS !) abgelagert werden, und den Organismus und damit das Immunsystem mehr oder weniger stark belasten können. Bei einigen davon (Dioxin, Paraquat, Lindan, E 605 usw.), sowie Schwermetallen gibt es kaum wirkungsvolle Entgiftungsmöglichkeiten. Aber gerade diese führen bei unzähligen Patienten zu chronisch schleichenden Verläufen durch die Blockierung des Immunsystems. Das „chronische Müdigkeitssyndrom" geht darauf zurück.

Hier ist die Entgiftungsleistung des Organismus auch deshalb herabgesetzt, weil es über Blockierung der Regelkreise und gestörten Informationsfluß zu einer unerwünschten Adaptation an diese Gifte gekommen ist. Sie werden vom Körper inzwischen als „normal" akzeptiert. Über ein sogenanntes „Aufmerksamkeitssignal" können diese Toxine dem Immunsystem „gemeldet" werden, wodurch die Ausscheidung wieder forciert wird.

Mit diesen zwei Wirkmechanismen arbeiten die bioelektronischen Geräte.

Die Biophysikalische Informations-Therapie beinhaltet verschiedene Varianten, die z.T. mit unterschiedlichen elektronischen Geräten durchgeführt werden (Einkabel- oder Zweikabel-Methode, Therapie mit endogenen oder exogenen Signalen). Dazu gehört die 1977 entwickelte MORA-Therapie, sowie die damit vergleichbare Bioresonanz-Therapie (BRT). Später kam die System-Informations-Therapie (SIT) hinzu, die sich an den neuesten wissenschaftlichen Erkenntnissen orientiert. Derzeit stehen etwa 20 verschiedene Gerätetypen fast ebensovieler Hersteller zur Verfügung.

5.4. Wissenschaftliche Nachweise

Die gesamte Grundlagenforschung für die Biophysikalische Informations-Therapie wurde weltweit von Physikern erarbeitet. Es existieren umfangreiche experimentelle Arbeiten, die den Beweis für die Informationsübertragung durch elektromagnetische Schwingungen erbringen. Eine ganz neue Nachweismethode kommt aus der modernen Chaosforschung. Dabei werden die physiologischen Organfunktionen in ihrem dynamischen Verhalten Attraktoren zugeordnet, die quantifiziert eine klare Aussage über den Informationstransfer im Organismus erlauben und damit bereits die therapeutische Wirkung der Methode dokumentieren können. Es handelt sich hier also um funktionelle Techniken, die der statischen schulmedizinischen Diagnostik weit überlegen sind. Es wird dabei insbesondere die individuelle Reaktion jedes Menschen berücksichtigt, was Hauptanliegen jeder naturheilkundlichen Behandlung ist.

Eine weitere Möglichkeit ist die biometrische Messung, mit deren Hilfe biologische Gewebs- und Zustandsänderungen auf Grund einer Therapie wissenschaftlich statistisch erfaßt werden können.

In diesem Zusammenhang muß auch darauf hingewiesen werden, daß die immer wieder geforderten Doppelblindstudien als Wirkungsnachweise völlig ungeeignet sind, um individuelle Reizantworten des Patienten auf eine Therapie zu erfassen, die für seine Heilung notwendig sind. Diese Art von Wirkungsnachweis ist allenfalls für allopathische unterdrückende Maßnahmen geeignet, was nicht im Sinne einer naturheilkundlichen Behandlung ist. Abgesehen davon lassen sich solche Untersuchungen ethisch nicht vertreten, insbesondere dann, wenn eine Schädigung des Patienten in Kauf genommen wird (Vergl. CAST- und

EXCELL-Studien). Es existieren unzählige Kasuistiken von erfolgreich behandelten Patienten, denen die Schulmedizin nicht helfen konnte. Diese können nicht einfach ignoriert werden.

Von der Wissenschaft wird auch immer wieder die Reproduzierbarkeit der Ergebnisse gefordert. Bezogen auf den Menschen ist dies jedoch völlig unmöglich, da der Organismus ein lernfähiges System darstellt und sich an jeden Reiz anpassen muß, wodurch er sich verändert. Nach einer Therapie (oder Einnahme eines Medikamentes) ist der Ausgangszustand nicht mehr zu erreichen. Sämtliche Untersuchungen, die dieses Phänomen nicht berücksichtigen, sind deshalb unwissenschaftlich. Dazu gehören aber gerade die Doppelblindstudien.

Es existiert übrigens bis heute keine einzige Studie, die die Wirkung der Behandlung mit elektromagnetischen Therapiesignalen widerlegen konnte, obwohl dies schon mehrmals versucht wurde. Sämtliche dieser „Studien" weisen erhebliche Mängel in Design und Durchführung auf und sind deshalb wissenschaftlich nicht haltbar.

5.5. Juristischer Hintergrund

Die Rechtsprechung in Deutschland garantiert freie Arztwahl des Patienten, sowie Therapiefreiheit des Arztes. Diese Grundrechte werden heute durch die Versicherungsbedingungen erheblich eingeschränkt. Was nutzt es einem Patienten, wenn er sich zwar vom Arzt seines Vertrauens behandeln läßt, dann aber alles aus eigener Tasche zahlen muß, selbst wenn es einen vollen Behandlungserfolg gab?

Dieses Dilemma haben auch die Gerichte gesehen und deshalb verschiedene Urteile erlassen, die den Patienten zu ihrem Recht verhelfen sollten.

Völlig unverständlich bleibt aber trotzdem die Haltung der Versicherungen. Es ist doch ein einfaches Rechenexempel, daß die Wiederherstellung der Leistungsfähigkeit des Immunsystems der beste Garant für ein Leben in Gesundheit ist. Es ist doch ebenso einleuchtend, daß unterdrückende, nur die Symptome bekämpfende Maßnahmen der Schulmedizin nichts mit Heilung zu tun haben und viel eher zu einer Chronifizierung beitragen, was hohe Folgekosten nach sich zieht. Wieso werden nicht alle Möglichkeiten der Naturheilverfahren, einschließlich ihrer modernen Varianten nachdrücklich gefördert, wenn damit Operationen und/oder langdauernde Krankenhausaufenthalte vermieden werden können? Warum wird hier gegen den Volkswillen gehandelt, nach dem laut Umfrage über 80% der Bevölkerung Naturheilverfahren der Schulmedizin vorziehen? Der gesunde Menschenverstand gebietet bereits den Vorzug natürlich entgiftend wirkender und immunstärkender Maßnahmen gegenüber unterdrückender Allopathie, gerade in unserem „Giftzeitalter".

Was soll eigentlich das ständige Versteckspiel hinter Versicherungsparagraphen, mit denen über Umwegen doch wieder die sog. Wissenschaftlichkeitsklausel eingeführt wird, die am 23.6.1993 vom BSG abgeschafft wurde?

Ist es eigentlich den in der Praxis erfolgreich eingesetzten „Besonderen Therapierichtungen" anzulasten, daß unsere heutige Naturwissenschaft noch nicht in der Lage ist, deren Wirkmechanismus zu erklären oder liegt es viel eher an deren altem mechanistischen Weltbild?

Warum werden i.d.R. von den Versicherungen in Widerspruchsfragen Gutachter hinzugezogen, die reine Schulmediziner sind und deshalb die verschiedenen Methoden der Naturheilverfahren überhaupt nicht beurteilen können? Kann die Erstattungsfähigkeit davon abhängig gemacht werden, ob ein Schulmediziner, der diese Grundlagen nicht gelernt hat und sich auch nicht praktisch mit den Methoden beschäftigt hat, diese begreift oder nicht oder sollten nicht doch lieber die Erfolge bei den Patienten als Maßstab herangezogen werden?

Hier einige Auszüge aus Urteilen zur Kostenerstattung:

„Bei Versagen der wissenschaftlich anerkannten Mittel dürfen auch solche angewandt werden, die sich noch in Erprobung befinden" (und die Kasse muß zahlen). Az. 12 A 1734/80 12. Senat OVWG Münster.

„Die Kostenerstattung neuerer Behandlungsmethoden darf nicht deshalb verweigert werden, weil sie von der Schulmedizin nicht allgemein anerkannt sind". Az.I V a ZR 206/80, BGH-Urteil.

„Die Versicherung kann die Wirkung der als unwirksam bekannten Wissenschaftlichkeitsklausel nicht über den Begriff der medizinisch notwendigen Heilbehandlung wieder herstellen." Az. 10 C 401/94 AG Warendorf. Dieses Urteil bezieht sich auf die Bioresonanz-Therapie.

Laut Urteil des BSG vom 5.7.95 (1RK6/95) werden neuerdings statistische Absicherungen der Wirkung gefordert. Dem gegenüber steht das Urteil des LSG Celle (N4RK11/95), das eine Einzelfallerstattung zuläßt.

Das jüngste Urteil des BSG Kassel vom Sommer 1997 (AZ. IRK 17/95, 28/95, 30/95 u.a.) besagt, daß eine Methode unter einigen Ärzten verbreitet sein muß, ein statistischer Nachweis der Wirksamkeit nicht nötig ist.

6. Abkürzungsverzeichnis

6.1. ACT - Audiocolor-Therapie

Es handelt sich um eine bipolare Farb-Ton-Therapie, die erstmals mit dem Audiocolor-Gerät möglich ist.

Ausgehend von sechs Farb/Tonebenen können die jeweiligen polaren Farben prozentual gegeneinander abgemischt werden, um den individuellen Problembereich in seinem Spannungsfeld aufzusuchen und zu therapieren. Damit wird eine direkte Beziehung zu dem zugrundeliegenden psychischen Korrelat hergestellt, was eine ursächliche Behandlung erlaubt.

6.2. AP - Akupunkturpunkt

6.3. BIT - Biophysikalische Informations-Therapie

Sammelbegriff für die Therapie mit ultrafeinen elektromagnetischen Signalen, die in das übergeordnete Steuersystem des Organismus eingreifen und als Informationsträger zu verstehen sind. Es werden unter der BIT die Behandlung mit körpereigenen Signalen und die Behandlung mit externen Frequenzen subsummiert. Entscheidend für das Ansprechen auf diese Art der Therapie ist das Auftreten eines Resonanzphänomens, was über Schwingungskopplung einen Informationstransfer ermöglicht.

6.4. DFM - Diagnosegerät der Funktionellen Medizin

6.5. ETZ - Energie-Transformations-Zentrum (Chakra)

6.6. EAV - Elektroakupunktur n. Voll

6.7. FWT - Feld-Wechselwirkung-Therapie n. Köhler

Durch Veränderung des energetischen Musters soll sich letztlich die materielle Struktur eines Gewebes gezielt verändern. Durch die FWT wird dabei ein hohes Maß an Spezifität erreicht, indem Gewebszellen von dem zu therapierenden Organ zunächst programmiert, dann inkorporiert und nun erneut mit den Therapiesignalen in Resonanz gebracht werden. Die vorher abgespeicherten Signale werden über den Effekt der Selbstverstärkung dadurch in ihrer Amplitude erhöht und heben sich somit deutlich aus den übrigen Körperschwingungen heraus.

6.8. GTT - Grundton-Therapie n. Prof. Vemu Mukunda, modifiziert durch Köhler

Der individuelle Grundton, der dem Genotyp entspricht -und damit der zweiten Lieblingsfarbe- wird singulär oder während der B-I-T als Konstitutionsmittel angewandt.

6.9. GUT - Gleichfeld-Umpolungs-Therapie n. Köhler

Durch Anlegen von 1 V Gleichspannung am Kopf, evtl. auch an den Extremitäten, wird eine Falschpolung des archaischen Gleichstromsystems bei chronisch Kranken korrigiert und damit das Ansprechverhalten der Matrix auf die B-I-T positiv vorprogrammiert.

6.10. HAT - Holografisch applizierte Therapie n. Köhler

Elektrodenanordnung zentral und peripher gleichzeitig, wodurch eine Selbstverstärkung des Signals erfolgt.

6.11. KKT - Kombinierte Konstitutions-Therapie n. Köhler

Die Ursache für die Etablierung individueller Störfelder oder Giftdepots ist in den konstitutionellen Besonderheiten, d.h. Schwachpunkten jedes Einzelnen zu suchen, die durch falsche

Reaktionsmuster zu Instabilität führen. Durch die KKT erfolgt eine Umprogrammierung des KSP. Während der gleichzeitigen Stärkung des konstitutionellen Schwachpunktes des Patienten, wird die B-I-T in Form einer Störfeldbehandlung oder Toxinausleitung durchgeführt.

6.12. KSET - Konstitutionelle Streßentlastungs-Therapie n. Köhler

Das Leitsymptom des Patienten wird als Streßprovokator benutzt. Gleichzeitig erfolgt die direkte Behandlung des „störenden Elements" nach der 5-Elementen-Lehre, wodurch der Organismus in die Lage versetzt wird, den Streß zu kompensierenen.

6.13. KSP - Konstitutioneller Schwachpunkt

Genetisch determinierter Organbereich, der unzureichende oder falsche Streßverarbeitungsprogramme aufweist. Von dort können Störungen in entfernter liegende Körperbereiche ausgehen. Nach der 5-Elementen-Lehre handelt es sich dabei um das „störende Element".

6.14. MMT - Mikromagnetfeld-Therapie n. Ludwig

Im Gegensatz zu starken Magnetfeldern werden hier sehr schwache Intensitäten eingesetzt. Zusätzlich ist dieses Magnetfeld mit den Spurenelementen der Erde, den sog. Geomagnetwellen moduliert. Es handelt sich dabei um sog. „athermische" Wirkungen im Sinne der Informationsübertragung.

6.15. MRT - Matrix-Regenerations-Therapie n. Köhler mit VEGA-MRT

Kombiniertes Verfahren zur intensiven Giftausleitung des Grundsystems, das aus Saugmassage, Gleichstrombehandlung und Spezialform der B-I-T besteht, der sog. „SN-Therapie" n. Köhler, siehe dort.

6.16. OMT - Orthomolekulare Therapie

Die materiellen Bausteine des Organismus stellen den Resonanzboden für unsere B-I-T dar. Bestehen gravierende Mangelzustände, kann die B-I-T nicht ausreichend wirken. Diese werden über den Resonanz-Test eruiert.

6.17. PSKT - Psychoenergetische System-Kopplungs-Therapie n. Köhler

Blockaden sind oftmals Ursache für Krankheiten. Sie können aber auch die Therapiewirkung vereiteln. Durch Kopplung von verschiedenen somatischen Informationsebenen mit dem psychischen Streßmuster, und zwar hormonell wie auch energetisch, kann somit die Effizienz der Konstitutions-Therapie wesentlich gesteigert werden. Die Behandlung wird mit GUT, HAT und SAT kombiniert, siehe dort.

6.18. RAT - Relaxationszeit-angepaßte Therapie n. Köhler

Elektromagnetische Signale, insbesondere Magnetfeldschwingungen, haben Abklingzeiten im Organismus, die mehrere Minuten betragen können. Dies kann zu Aufschaukelphänomenen führen, aber auch sinnvoll für die Therapie eingesetzt werden.

6.19. SAT - Stoffwechsel-adaptierte Therapie n. Köhler mit VEGA-STT

Die Abweichung der Basisregulation des Stoffwechsels von der Norm ist das Kriterium für den Schweregrad einer Krankheit und gleichzeitig für den Erfolg oder Mißerfolg der B-I-T. Durch vorheriges Austesten mit dem Stoffwechseltester n. Köhler wird eine Stoffwechselfehlregulation festgestellt und dann mit dem gleichen Gerät auf direkte Weise korrigiert.

Dies erfolgt vor jeder weiteren B-I-T. Dadurch werden optimale Therapievoraussetzungen geschaffen.

6.20. SEG - Computer-Segment-Elektrogramm n.Schimmel zur Bioelektronischen Funktionsdiagnostik

6.21. SEM - Spezifisches Erfahrungs-Muster

Neuronale Fehlsteuerungen, die zu weitreichenden Funktionsstörungen mit Krankheitsfolge führen, können oft auf abgespeicherte spezifische Erfahrungsmuster zurückgeführt werden, die Folge von einschneidenden Ereignissen bis hin zu Schockzuständen sind. Werden diese über die Zeit (Erinnerung) aufgerufen, kommt es zur Ausschüttung eines typischen Mosaiks verschiedener Neurotransmitter.

6.22. SIT - System-Informations-Therapie n. Köhler

Im Unterschied zur allgemeinen B-I-T, bei der immer der Gesamtorganismus in die Behandlung einbezogen wird, handelt es sich hier um ein neues energetisches Therapie-Prinzip, bei dem nur einzelne Systembereiche, z.B. der Stoffwechsel, beeinflußt werden, indem mit spezifischen Frequenzen Informationen gezielt eingeschleust werden. Dadurch tritt Resonanz nur in diesem System ein, wodurch mit geringsten Intensitäten ein sehr hoher Wirkungsgrad erreicht wird. Das Besondere dabei ist, daß hier streng nach polaren Gesetzen gearbeitet wird, d.h. es wird nur soviel verändert, bis die Einheit, die Ganzheit wiederhergestellt ist. Das erste Therapieverfahren, das auf diesem Prinzip basiert, ist die SNT.

6.23. SNT - Subtraktions-Neutralisations-Therapie n. Köhler

Eine Sonderform der B-I-T, die z.B. im VEGA-MRT eingesetzt wird. Dabei werden die Signale beider Körperseiten energetisch miteinander verglichen. Bestehen Differenzen, z.B. durch Störfelder, werden diese eliminiert. Das Besondere ist, daß hier mit dem r e i n e n Störfeldsinal gearbeitet wird und die physiologischen Schwingungen unangetastet bleiben. Eine Übertherapie ist konstruktiv ausgeschlossen.

6.24. SPO - Streß-Projektions-orientierte Störfeldbehandlung n. Köhler

Das pathologische Frequenzmuster des Leitsymptoms wird invertiert in das ermittelte Störfeld eingespeist, so daß ein Kreislauf geschlossen ist, der sich an der Leitschiene der Streßprojektion (= Kausalkette) orientiert.

6.25. STT - Stoffwechseltest und -Therapie mit VEGA STT n. Köhler

1993 erstmals vorgestellte Variante der SIT. Dient auch zur Durchführung der SAT - siehe dort. Es werden damit Störungen der Stoffwechselbasisregulation aufgespürt und anschließend korrigiert.

6.26. TSF - Testung mit Streßfilterung n. Köhler

Damit der Testaufwand minimiert werden kann und Prioritäten gesetzt werden können, wird gezielt im Hinblick auf das Leitsymptom ausgetestet, was vorher eingespeichert wurde. Der Patient wird dabei unter den Streß seines Symptomes gesetzt und spricht dann nur noch auf die tatsächlich krankheitsauslösenden Faktoren an.

7. Anhang

7.1 Therapiekonzept

ARBEITSSCHEMA

A Ganzheitliche Diagnose

1. Leitsymptom
2. Dauerstreßfaktoren?
3. Konstitution (KSP)?
4. Auslöser?

B Ganzheitliches Therapiekonzept

1. Stoffwechsel-Test und -Therapie (STT)
2. Matrix-Regenerations-Therapie (MRT)
3. Konstitutionstherapie (KSET, KKT, PSKT)
4. Dauerstreß abbauen und psychische Stabilisierung
5. Auslöser wieder verträglich machen
6. Unterstützung des endokrinen Systems
7. adjuvante Therapie
   - Diät
   - Colonhydro-Therapie und Symbioselenkung
   - Orthomolekulare Therapie
   - Neuraltherapie
   - Sauerstofftherapie
   - Phytotherapie
   - Bachblüten

7.2 Ernährungsrichtlinien bei kataboler Stoffwechsellage

Die Ernährung sollte zu zwei Dritteln aus Frischkost bestehen,d.h. Salate, Obst, Gemüse. Das bedeutet aber nicht nur Rohkost, sondern natürlich auch in gedünsteter Form.

Obstsäfte sollten nur bei eigener frischer Pressung getrunken werden. Sonst ist ein mineralarmes Wasser wie z.B. Volvic oder

Haderheck zu empfehlen. Tee als Früchtetee oder medizinischer Tee ist auch möglich. Gemieden werden sollte schwarzer Tee oder Kaffee. Auch sollte keine Kuhmilch getrunken werden. Dafür wäre aber Schafs-, Ziegen- oder auch Stutenmilch durchaus empfehlenswert.

Alkohol in Maßen ist erlaubt.

Weiterhin sollten milchsauer vergorene Produkte wie Bio-Joghurt, Kefir, Molke, Buttermilch regelmäßig eingenommen werden, wozu auch milchsauer vergorenes Gemüse, z.B. Rote Beete, Sauerkraut o.a. gehört. Sehr empfehlenswert ist der regelmäßige Genuß von „Kanne-Brottrunk". Es kann auch Quark und Käse gegessen werden, allerdings nicht in zu großen Mengen. Bevorzugt werden sollte dabei eher Schafs- oder Ziegenkäse.

Eier sind prinzipiell erlaubt, allerdings nicht gerade täglich.

Frischer oder tiefgefrorener Atlantikfisch ist bis zu zweimal pro Woche empfehlenswert. Ein gutes Fleisch vom Rind, Kalb, Lamm oder Geflügel kann ebenfalls zweimal pro Woche gegessen werden. Es sollte aber die Herkunft bekannt sein. Schweinefleisch sollte gemieden werden.

Wurst und Schinken können gegessen werden, möglichst aber vom Rind oder Geflügel. Nüsse in nicht allzu großen Mengen sind erlaubt.

Alle diese Ernährungsvorschläge dienen nur einem Zweck: Den Stoffwechsel des Körpers in seiner festgefahrenen katabolen Situation umzustimmen und in normale Geleise zu bringen. Dazu ist es aber unbedingt erforderlich, 6 Wochen lang sehr streng die Kohlenhydrate zu meiden. Danach können sie eingeschränkt wieder gegessen werden. Dazu zählen in erster Linie

Kartoffeln, aber auch Karotten, Zucker in jeder Form, Getreide in jeder Form, d.h. Brot, Teigwaren, außerdem Reis und Mais.

Diese Produkte sind also 6 Wochen lang strikt zu meiden, sonst stellt sich der Stoffwechsel nicht um.

Bitte beachten Sie diese Empfehlungen, damit der Therapieerfolg nicht gefährdet wird.

7.3. Tonisierungspunkte

Hand-Arm	
Yin	
H9	Am Nagelfalz des kleinen Fingers, medial., Kreislaufschwäche, Herzangst, Bradykardie, Kollaps
KS9	Am Nagelfalz des Mittelfingers, medial. Hypotonie, Angina pectoris, Blutandrang zum Kopf, Kollaps.
Lu9	In der Handgelenksfurche, Radialisrinne. Gefäßkrankheiten, Hypotonie, Arrhythmien, Erregungszustände.
Yang	
Dü3	Am Kleinfingergrundgelenk, in der Hautfalte beim Faustschluß. Spasmolyse, schleimhautwirksam. Atonische Obstipation.
3E3	Zwischen Metacarpale 4 und 5, im proximalen Winkel. Arthritiden der Finger und Hände, psychische und sexuelle Störungen, kongestive Kopfschmerzen.
Di 11	Am Ende der Ellbogenbeugefalte, lateral. Atonische Obstipation, Ekzeme, Furunkulose, Paresen der Arme.
Bein - Fuß	
Yang	
B67	Am Nagelfalz des kleinen Zehs, lateral. Psychische Alterationen, Erschöpfung, Hypertonie, Stirnkopfschmerz.
Gb43	Am Grundgelenk des 4. Zehs, lateral. Atonie der Gallenblase, atonische Obstipation, Paresen der Beine.
M41	Auf der Mitte der Fußwurzel, am unteren Tibiarand. Hyposekretion des Magens mit Tympanie. Obstipation.
Yin	
MP2	Am Gelenkspalt des Großzehgrundgelenks, medial. Insuffizienz von Milz und Pankreas, Schläfrigkeit am Tage, kalte Hände und Füße.
N7	Drei Querfinger oberhalb des inneren Knöchels, hinter dem medialen Tibiarand. Psychasthenien, Nephritis, Hypotonie, Hyperhydrosis.
Le9	Am Ende der Kniegelenksfalte, medial. Psychische und somatische Kräftigung, Leberinsuffizienz, Meteorismus, Depression, Migräne.

Sedierungspunkte

Hand - Arm	
Yin	
H7	Auf der volaren Handwurzel zwischen Haken- und Erbsenbein. Beruhigungspunkt. Herzangst, -klopfen, Tachykardie, Angina pectoris.
KS7	In der Mitte der volaren Handgelenksfurche. Hormonell und sexuell wirksamer Punkt. Kreislaufregulierend.
Lu5	In der volaren Ellbogenbeugefalte, am lateralen Rand der Bizepssehne. Asthma, Pneumonie, Bronchitis, Husten, Hautkrankheiten im Gesicht.
Yang	
Dü8	In der Olecranonrinne. Darmspasmen, Cervicobrachialgien.
3E10	Am oberen Olecranonrand in der Fossa olecrani. Muskelspasmen, Schulterschmerz, Hautausschläge, psychische Erkrankungen aus Sorge, Kognitive Kopfschmerzen.
Di2+3	Proximal und distal des Zeigefingergrundgelenks. Hauterkrankungen, Akne, Enteritis, Rhinitis.
Bein - Fuß	
Yang	
B65	Am Grundgelenk der 5. Zehe, lateral. Cystitis, Wadenkrämpfe, Akne, Lumbago.
Gb38	Fünf Querfinger über dem äußeren Knöchel, am vorderen Wadenbein. Spasmen und Koliken der Gallenblase, herumziehende Schmerzen.
M45	Am Nagelfalzwinkel der 2. Zehe, lateral. Hypersekretion des Magens, Dyspepsien, Verdauungsstörungen.
Yin	
MP5	Am medialen Fußrand im Grübchen über dem Kahnbein. Bindegewebsschwäche, durchblutungsfördernd, Prolapse, Ptosen.
Ni 1+2	Fußinnenseite, unterhalb des Kahnbeinvorsprungs. Nephritis, Harninkontinenz, übermäßiges Schwitzen, Hypertonie.
Le2	Am Großzehengrundgelenk, lateral. Spasmolysepunkt, Stauungen, Depressionen, Diabetes.

Meisterpunkte

Meisterpunkte bewähren sich besonders bei bestimmten Krankheiten und Schmerzzuständen. Sie haben eine besonders starke Wirkung bei speziellen Indikationen und starke Einwirkungen auf bestimmte Organe.

B60	Zwischen Malleolus externus und Achillessehne. Alle Schmerzen.
3E15	Oberer Trapeziusrand, Schultermitte. Hygrometrischer Punkt. Alle Indikationen mit Verschlimmerung durch Kälte und Nässe. Neuralgien und Rheuma der oberen Extremitäten sowie Schulter und Nacken.
Di15	Am lateralen Schulterrand im Grübchen unter dem Akromeon. Alle Neuralgien und Paresen der oberen Extremität und des Schultergürtels.
B2	Über der Augenbraue, im nasalen Lidwinkel. Alle Kopfschmerzen.
3E4	Zwischen Metacarpale 4 und dem Gelenkspalt Os hamatum. Vasomotorische Kopfschmerzen.
3E23	Im Grübchen zwischen Tragus und oberer Ohrmuschel. Tor des Ohres. Alle Erkrankungen des Ohrs.
Lu 11	Nagelfalzwinkel des Daumens, Zeigefingerseite. Alle Halskrankheiten.
Di 1	Nagelfalzwinkel des Zeigefingers, Daumenseite. Zahnschmerzen.
B17	Zwischen TH7 + 8, zwei Querfinger lateral. Meisterpunkt des Zwerchfells, Roemheldscher Symptomenkomplex.
B21	Zwischen TH 12 und LI, zwei Querfinger lateral. Alle Magenerkrankungen.
B31	Im 1. Sakralloch. Meisterpunkt des Klimakteriums. Alles hormonelle Geschehen bei Frauen.
Gb34	Im Grübchen vor und unter dem Fibulaköpfchen. Meisterpunkt der Muskulatur.
MP5	Zwei Querfinger vor und unter dem inneren Knöchel. Meisterpunkt des Bindegewebes.

7.4. Streß-Projektions-orientierte Störfeldtherapie (SPO)

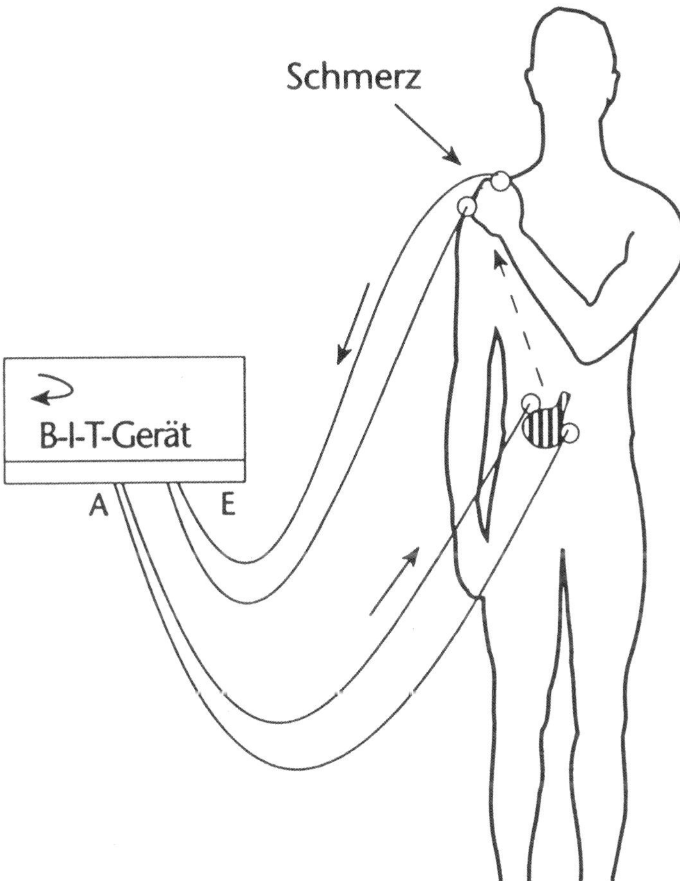

7.5. Kombinierte Konstitutions-Therapie (KKT)

1. Schritt: Informationsabnahme

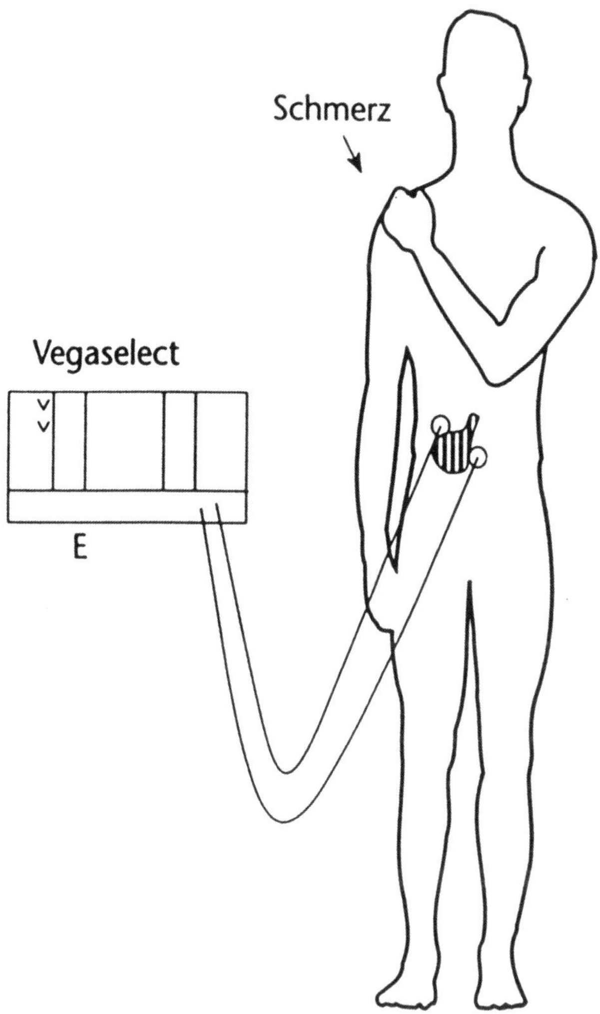

7.5. Kombinierte Konstitutions-Therapie (KKT)

2. Schritt: Erzeugung des Reparatursignals

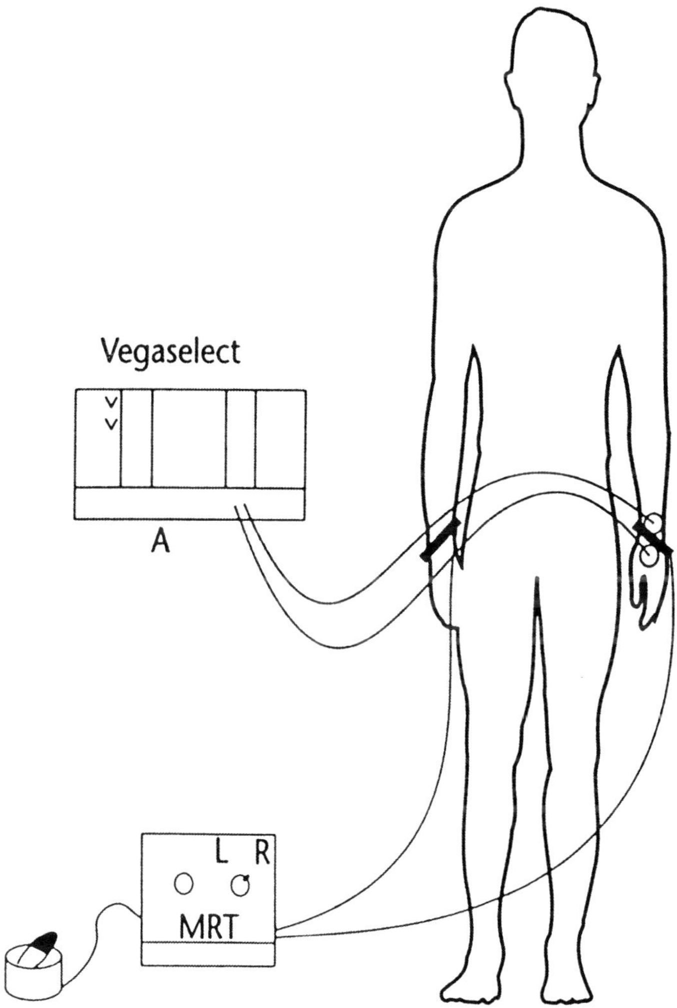

7.6. Chakra-Therapie (ETZ)

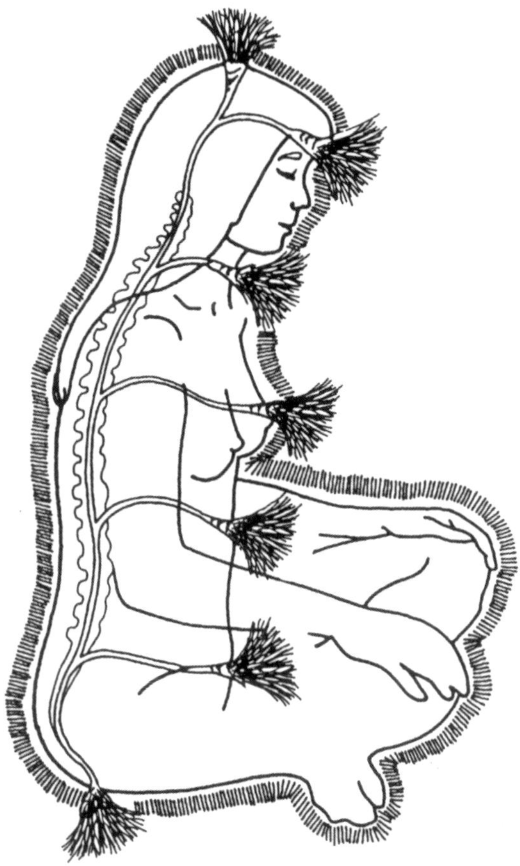

Energetischer Austausch

1. und 7. Chakra

2. und 6. Chakra

3. und 5. Chakra

Name	Metall	körperl. Zuordnung	Hormone
7. Chakra	Platinum	Großhirn, Schädeldecke	Epiphyse, Serotonin, (Enteramin), Melatonin
6. Chakra	Argentum	Kleinhirn, Ohren, Nase, Nebenhöhlen, Augen, Stirn, Gesicht, z.T. Nerven	Hypophyse, STH, ACTH, TSH, Prolactin, FSH, Vasopressin usw.
5. Chakra	Plumbum	Lunge, Bronchien, Speiseröhre, Kiefer, Kinnbacken, Sprechapparatur (Stimme), Kehle, Nacken	Thyroidea, Parathyroidea, Thyroxin
4. Chakra	Aurum	Brustkorb, Brusthöhle, Herz, unterer Lungenbereich, Blut, Kreislauf, oberer Rücken, Haut, Hände	Thymus, Thymushormone
3. Chakra	Cuprum	Bauchhöhle, Verdauungssystem, Magen, Leber, Milz, Galle, vegetat. Nervensystem, unterer Rücken	Pankreas (Leber), Insulin
2. Chakra	Mercurius	Beckenraum, Fortpflanzungsorgane, Nieren, Blase, alle Flüssigkeiten (Blut, Lymphe, Verdauungssäfte usw.)	Keimdrüsen, Prostata, östrogene, Testosteron
1. Chakra	Ferrum	alles Feste, Wirbelsäule, Knochen, Zähne, Nägel, beide Beine, Anus, Rektum, Sigma, Kolon, Prostata, Blut, Zellaufbau	Nebennieren, Adrenalin, Noradrenalin

7.7 Arbeitsblatt Audiocolor-Therapie

Individuelle Therapieeinstellung am VEGA Audiocolor:

Patient ______________________________

Diagnose ______________________________

Datum ______________________________

1. Im Display „Therapieeinstellung" aufrufen
2. Patient berührt seinen Problembereich (z.B.Leber), schließt die Augen und konzentriert sich voll auf seine psychischen Belastungen, die er beim Ausbruch der Erkrankung hatte.

Der nun folgende Testvorgang erfolgt unter der Fragestellung „Was braucht der Patient?"

3. Zuerst wird die Farbebene Purpur-Grün (senkrechte Ebene) abgefragt. Dazu wird der Drehknopf schrittweise nach links, bzw. rechts gedreht, bis Resonanz auftritt.

Erdung - Spiritualität

P............%...........G

Wer Grün braucht, benötigt Erdung. Wer Purpur braucht, dem fehlt Spiritualität.

4. Als nächstes wird die Oktave abgefragt. Die Drucktaste wird betätigt, bis die größte Resonanz auftritt.

Oktave Nr. ....

5. Zuletzt wird die Therapie-Zeit getestet. Dazu wird der Drehknopf links oben stufenweise hochgedreht, bis wiederum eine Resonanz auftritt.

.... Minuten

6. Die gesamte Testeinstellung wird nun mit der „Enter"-Taste eingegeben, wodurch gleichzeitig die nächste Farbebene aufgerufen wird.

Alle 5 folgenden Einstellungen betreffen die „waagerechten" Farbebenen. Diese spiegeln die Konfliktsituation(en) wieder. Hier können zwar mehrere Ebenen therapiebedürftig sein, es empfiehlt sich aber, nur eine (die mit der größten Abweichung) zu behandeln, da sonst zu starke Erstreaktionen zu erwarten sind.

Bei den folgenden Ebenen mit ihren vorgegebenen 50% wird beim Test die Frage nach der Therapiebedürftigkeit gestellt. Das bedeutet folgendes: Wenn der Patient auf der eingestellten Farbebene ausgeglichen ist, diese also nicht braucht, dann erfolgt eine Resonanz bei 50%, also Zustimmung = Ausgleich. In diesem Fall wird mit „Enter" gleich die nächste Ebene aufgerufen. Keine Zustimmung heißt, diese Ebene wird benötigt, und es muß wie bei 3. bis 6. verfahren werden.

Konfliktebene..................%...................

Am Schluß werden die zwei Waben abgefragt. Es ist nun eine Zusatzentscheidung zu treffen, ob zusätzlich ein Homöopathikum, Bachblüten, Edelsteine oder Metalle eingesetzt werden sollen. Diese müssen aber unbedingt doppelt (d.h. je ein Exemplar in einen Becher) verwendet werden. Nun wird auch hier durch Drehen die optimale Drehrichtung (Spin) ausgetestet und anschließend mit „Enter" bestätigt.

Zusatztherapie mit ....,

Spin links..........%..........rechts

Das ACT ist nun für die Therapie programmiert.

Dem Patienten wird der Pulsfühler angesteckt, Kopfhörer aufgesetzt und die Magnetsonden so in die Hand gegeben, daß er sie bequem auf seinen Problembereich halten kann. Er konzentriert sich weiterhin mit geschlossenen Augen auf seine psychischen Probleme. Es wird eine SICard eingesteckt, dann wird die Taste „Start" gedrückt.

SI-Card ☐ ja ☐ nein

7.8. Dokumentationsbogen

Initialen ☐☐ Alter ☐☐ Praxisstempel

☐ männl. ☐ weibl.

Diagnosen: ....

....

EINGANGSUNTERSUCHUNG Datum:______

Allgemeinzustand ☐ Gewicht normal ☐ Pykniker ☐ Astheniker

☐ fühlt sich wohl ☐ reduziert ☐ krank ☐ sehr krank

Energielage ☐ ausgeglichen ☐ hypoerg ☐ hypererg; 3-E 20 li__, re__

Ganzheitl. Diagnose Leitsymptom .... KSP....................

Auslöser...

Dauerstreß ☐ Schwermetalle ☐ Toxine ☐ Geopathie ☐ ....

Psyche ☐ ängstlich ☐ depressiv ☐ offen ☐ introvertiert

☐ Störfelder...

Labor BKS___/___; Ery ___,___ Mio; Leuko ___,___tsd.,

Lympho_____ %; Mono_____ %; Eos _____ %;

Neutro_____ %; Baso_____ %;

U-Status: ☐ EW ☐ Z ☐ Leuko ☐ Blut ☐ Nitrit, sonst.:..........

körperl.Unters. RR li___/___; re___/___; PF___/Min.; ☐ Rhyth

Narben: ☐ TE ☐ AE ☐ sonst.:.........................

Resistenzen:................. WS-Block.:.......................

sonst.path.Bef.: ....

Zahnstatus

	18	17	16	15	14	13	12	11	21	22	23	24	25	26	27	28	
re																	li
	48	47	46	45	44	43	42	41	31	32	33	34	35	36	37	38	

AM = Amalgam BG Brücke/Gold MK = Metallkeramik

CKM = Chrom-Kob.Molybd. GK = Goldkrone

KF = Kunststoffüllung GF = Goldgußfüllung

Therapie ☐ STT____x; ☐ MRT____x; ☐ endogeneBIT____x;
☐ exogene BIT ____x; ☐ Konstitutions-Beh.
☐ Dauerstreßabbau Gesamtbehandl. Dauer ____Wochen

ABSCHLUSSUNTERSUCHUNG Datum:______

Allgemeinzustand ☐ sehr gut ☐ deutlich gebessert
☐ unverändert ☐ schlechter

Psyche ☐ ausgeglichen ☐ unverändert ☐ schlechter

Energielage ☐ ausgeglichen ☐ hypoerg ☐ hypererg;
3-E 20 li___/___re

Labor BKS___/___; Ery__ ,___Mio; Leuko_____ ,__tsd.;
Lympho__ %; Mono___%; Eos ___%; Neutro___%;
Baso___%;
U-Status: ☐ EW ☐ Z ☐ Leuko ☐ Blut ☐ Nitrit
sonst.:...................

körperl.Unters. RR li___/____; re___/____; PF ____/Min.
☐ Rhyth

Symptome ☐ beschwerdefrei ☐ wesentlich besser
☐ unverändert

Gesamtbeurteilung ☐ voller Erfolg ☐ 80% Erfolg
☐ zu 50% besser ☐ keine Veränderung

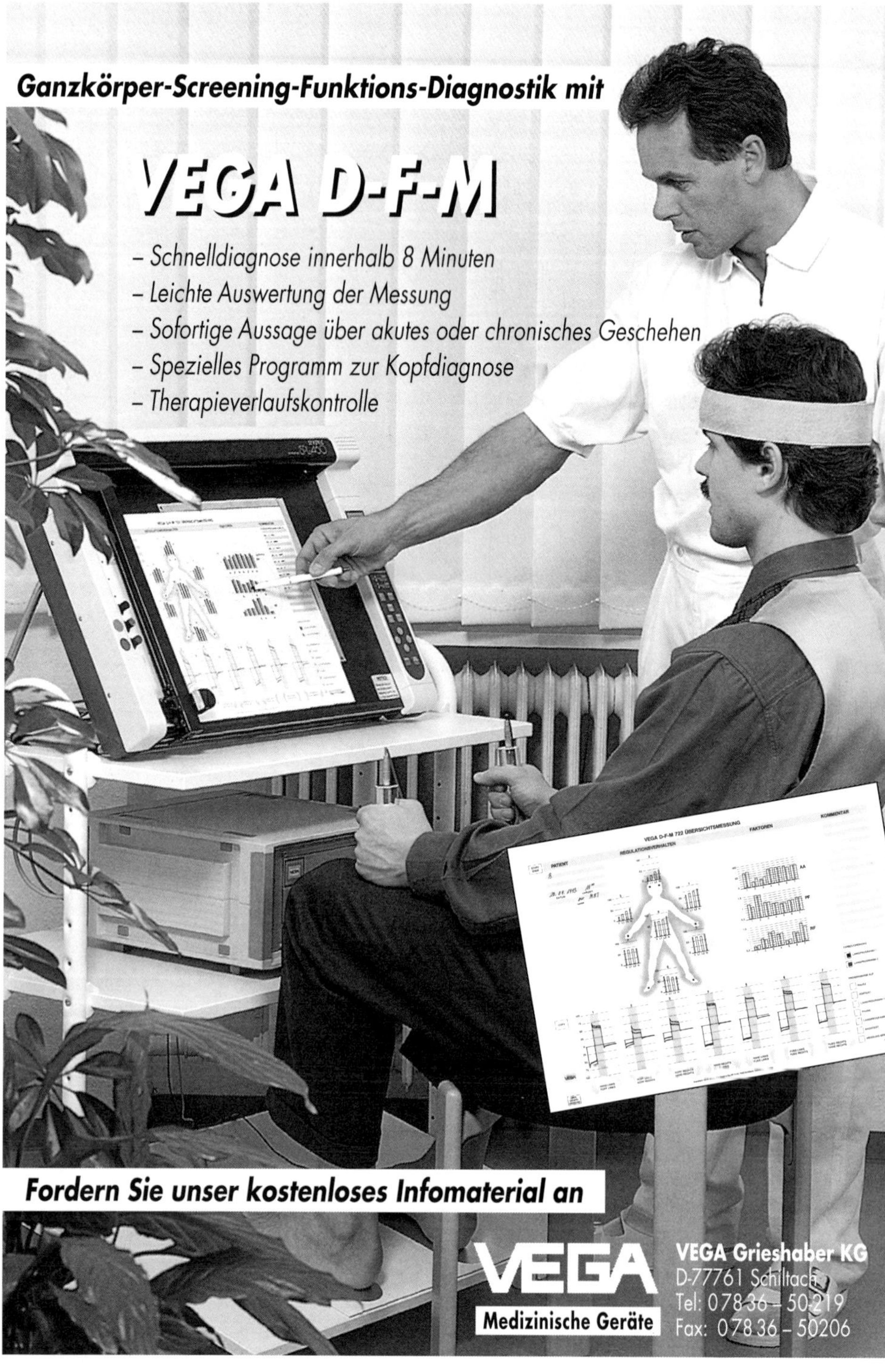
Ganzkörper-Screening-Funktions-Diagnostik mit
VEGA D-F-M
– Schnelldiagnose innerhalb 8 Minuten
– Leichte Auswertung der Messung
– Sofortige Aussage über akutes oder chronisches Geschehen
– Spezielles Programm zur Kopfdiagnose
– Therapieverlaufskontrolle
Fordern Sie unser kostenloses Infomaterial an
VEGA
Medizinische Geräte
VEGA Grieshaber KG
D-77761 Schiltach
Tel: 078 36 – 50219
Fax: 078 36 – 50206

D-F-M: Diagnose für Funktionelle Medizin im Sinne eines Ganzkörper-Regulations-Screenings

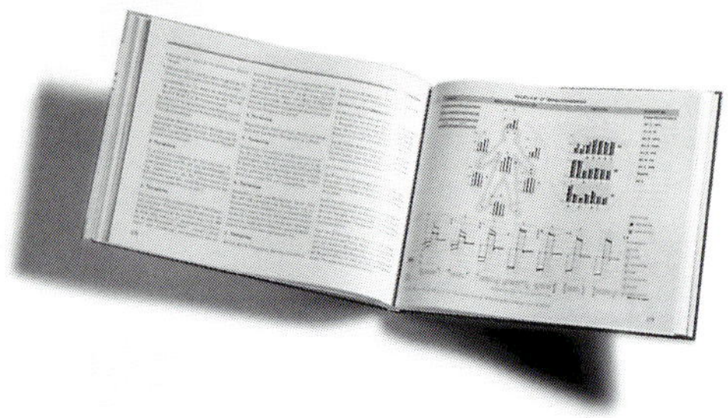

Vordergründig haben wir es hier mit einem sehr benutzerfreundlichen und detaillierten „Gerätebegleitbuch" zu tun, das sich durch eine Vielzahl von Praxisbeispielen und farbigen Abbildungen auszeichnet. Therapeuten, die das D-F-M in ihrer Praxis einsetzen, haben hier die Möglichkeit, sich fundiertes Wissen anzueignen und ihre Interpretationstechnik der D-F-M-Schreibung zu verfeinern. Dabei ist die Zielgruppe der Leser breit gefächert. Therapeuten, die schon seit längerem mit dem D-F-M arbeiten, finden in diesem Buch eine exakte Aufarbeitung des über das D-F-M vorhandenen Wissens, das weit über den Inhalt der gängigen Geräteschulung hinausgeht.

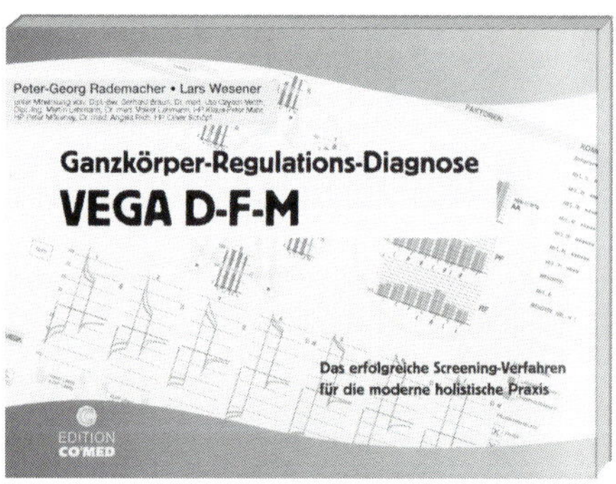

Zum anderen aber ist dieses Buch, dank seiner aus vollkommen unterschiedlichen Richtungen kommenden Autoren, didaktisch so aufbereitet, daß es auch dem Anfänger einen mühelosen Einstieg in die Arbeit mit dem D-F-M und die Interpretation der Schreibung ermöglicht. Sachverhalte werden klar und einfach nachvollziehbar erklärt und bildhaft beschrieben. Darüber hinaus ist dieses Buch ein Plädoyer für eine ganzheitliche medizinische Sichtweise, in der eine grundlegende Ursachendiagnostik im Gegensatz zur leider noch immer gängigen Symptombehandlung im Vordergrund steht. Die Lektüre dieses Buches eröffnet vollkommen neue und überraschende Möglichkeiten von Anamnese, Diagnose und Prognose im Rahmen eines Patientengespräches auf der Grundlage der Regulation in der funktionellen Medizin.

208 Seiten, mehr als 100 überwiegend
4-farbige Abbildungen
ISBN 3-9805739-0-7, DM 98,-

CO'MED Verlags GmbH
Postfach 1023 • 65836 Sulzbach
Tel. 06196-574057 • Fax 06196-574007